腰痛不單純！剖析痛因，重拾自在靈活

日本名醫告訴你，90%腰痛不針不藥的治癒關鍵！

丹羽真一、大谷晃司、笠原 諭——著
菊地臣一——監修

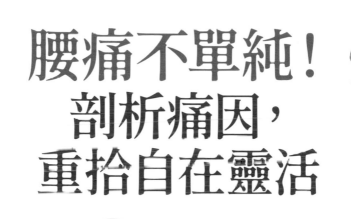

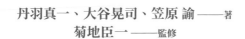

作者簡介

丹羽真一

福島縣醫院管理局醫院事業管理者（由首長指派之公營醫院管理者之職稱）。
福島縣立醫學大學會津醫療中心精神科醫學講座特別聘任教授。
一九七二年自東京大學醫學系畢業，進入東大醫院精神科工作。
一九七六年起，擔任東大醫院實習醫師，並負責聯合會診精神醫學等一般臨床精神醫學項目。
一九九二年，成為福島醫學大學神經精神醫學講座教授，也從事精神科復健與精神疾患死後腦部研究。
在照會精神醫學領域中，擔任骨科工作人員以及臨床心理師，致力於協助慢性腰痛與下肢疼痛的聯合會診治療。
二〇一二年起，赴任現職。

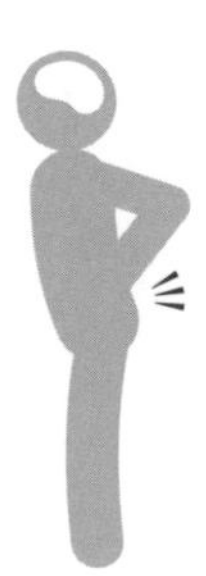

大谷晃司

福島縣立醫學大學醫療人才育成、支援中心暨骨科教授。
一九九〇年畢業於福島縣立醫學大學醫學系，並進入該醫局骨科工作。
一九九六年至瑞典哥德堡大學留學。
二〇〇六年任職福島縣立醫學大學骨科學講座學內講師。
二〇〇八年成為福島縣立醫學大學醫療人才育成、支援中心暨骨科副教授。
二〇一四年起至現職。
臨床專門領域為：脊椎・脊髓外科、高齡者骨科、慢性疼痛治療。
研究領域為：馬尾神經症候群、人體肌肉骨骼系統流行病學。

笠原諭

東京大學醫學系附屬醫院麻醉科暨疼痛中心助教。
福島縣立醫學大學疼痛醫學講座特聘副教授、醫學博士。
日本精神神經學會精神科專門醫師、臨床心理師、麻醉醫師。
日本人體肌肉骨骼系統疼痛學會評議員。

二〇〇二年畢業於秋田大學醫學系。
二〇〇四年曾任職於東京大學醫學系附屬醫院麻醉科暨疼痛中心（助手）。
二〇〇六年任職於福島縣立醫學大學身心醫療科。後來，歷經福島紅十字醫院精神科後，赴任現職。以精神醫學、心理學之知識，運用「日記療法」，實行「統合性」認知行為療法。著有《煩人的疼痛靠「日記」來治》等書籍。

菊地臣一

福島縣立醫學大學理事長兼校長。
一九七一年畢業於福島縣立醫學大學。
一九七七年至多倫多大學留學，擔任衛斯理醫院臨床研究人員。
之後，任職於日赤醫療中心副部長，歷經福島縣立田島醫院院長後，就任福島縣立醫學大學骨科教授。
自二〇〇八年起赴任現職。專門為脊椎、脊髓外科，以治療腰痛作為終身目標。

前言

每天腰都痛得不得了，整個人動彈不得。
就算去看了醫生，往往也只是得到「毫無異狀」的診斷結果。
因為實在拖很久都不見好轉，心情上也越來越沮喪。

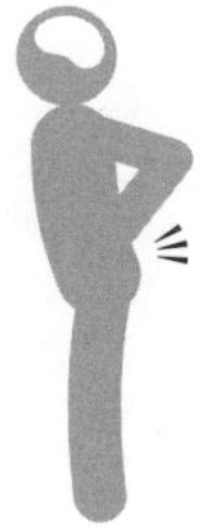

為慢性腰痛（三個月以上的腰痛）所困擾的病患之中，應該不少人都有這樣的經驗吧。

本人擔任二〇一五年夏天播出的NHK特別節目「腰痛——治療革命」的監修，介紹了採取「認知行為治療法」的腰痛治療法。透過院方的事務室得知，該節目播出隔天開始，我所任職的福島縣立醫科大學醫院，接到非常多通諮詢的電話，使我重新體會到有很多人都有腰痛的煩惱，大家都在尋找能夠得救的方法。

至於引起如此熱烈迴響，採取「認知行為治療法」的腰痛治療法，究竟是什麼樣的治療方式、福島縣立醫科大學醫院採用「認知行為治療法」的理由，以及這樣的治療法會帶來什麼樣的效果，首先我先在此做簡單的說明。

會感到疼痛，不單單只是腰的問題，必須把感覺到疼痛的大腦也一併考慮進來，並且著眼於個人對於疼痛的認知與所採取的行動去進行治療。

福島縣立醫科大學醫院，於一九九六年將認知行為治療法納入腰痛治療，是因為腦科學進步的緣故。對於疼痛與感覺到疼痛的大腦之間的關係，在近年的研究當中，已經有越來越多的成果。

在數項研究當中，患有慢性疼痛的患者，其大腦外側灰質的血液循環不佳，導致 DLPFC（延髓背外側前額葉皮層）、顳葉、島葉、扁桃腺、海馬迴、扣帶迴等部分的大腦萎縮。

所謂 DLPFC 是屬於抑制「接收到疼痛情報的興奮狀態」的部分；顳葉則是與語言、記憶、聽覺有關的部分；而島葉是負責稱為「幹勁荷爾蒙」——多巴胺的信號傳導；海馬迴與扣帶迴則是與記憶有關。在我們二〇〇九年所做的研究之中，也發現慢性腰痛的患者往往比一般人更容易感覺到疼痛，而掌管人類「幹勁」的伏隔核活性也較為低落。

另外，根據二〇一三年加拿大的研究，因疼痛而減少的灰質體積，在患者接受認知行為治療法之後，有部分恢復的現象。

於是筆者聚焦在這些線索上，認為針對大腦的錯覺，也就是找出疼痛的錯誤認知，想使患者自我察覺，並藉由改變對於疼痛的想法，說不定會有緩解疼痛的效果。因此筆者致力於改變大家對於大腦之於痛覺的認識，擺脫面對疼痛的不安與恐懼，盡量活動身體，期望能引發大家起身行動。

在具有慢性腰痛煩惱的人之中，很多人會抱持著：「要治療腰痛最好多多休息」、「因為很害怕所以不敢動」這樣的思考方式。實際上在診療時，跟我說：「一整天都躺在床上」、「因為動不了所以坐輪椅」等的患者很多。

如果是閃到腰等突發性的腰痛就另當別論，慢性腰痛的患者越是休息不動越會引起腹部與下半身肌力的退化，導致腰部周圍肌肉血液循環不佳，心情低落等負面的連鎖反應，甚至更加惡化下去等等。然而大腦對於疼痛的解讀依舊不變，休養不但不會改善腰痛，反而可能會引發危機。讓患者改變原先這些與腰痛相關的錯誤觀念，採取正確的看法，正是本書的目的。

在日本每四人就有一人為腰痛所煩惱，其中八十五%都是原因不明的特發性*腰痛。

在本書中，將針對為「不明原因的持續疼痛」所苦的人為對象，提供改善腰痛的方法，以及克服腰痛的提示，並且對於最新的腰痛治療方法進行解說。

筆者在此衷心期望各位能參考本書的內容，並活用於腰痛的改善與克服。

福島縣立醫科大學理事長兼校長　**菊地臣一**

---

* 原文為「idiopathic」，意思是無法解釋的。當學者們不能確定一種疾病的原因時，他們便會使用這個字。

目錄

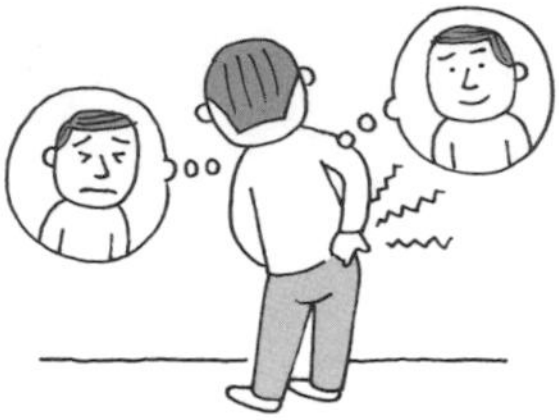

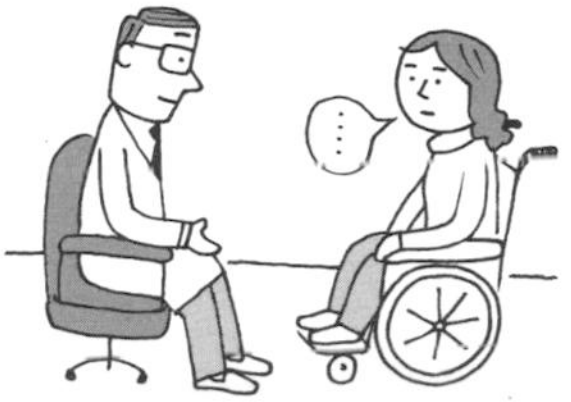

第2章

大腦治療腰痛的課程

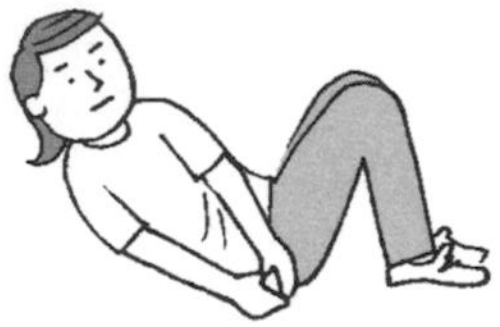

第3章

醫界最新發現！大腦與疼痛的關係！ 127

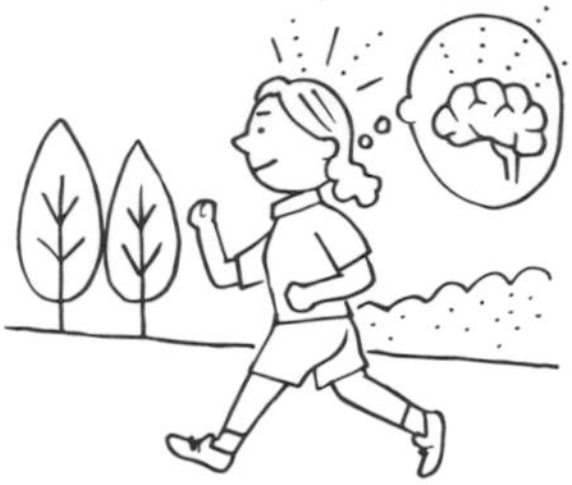

第1章

揭開慢性腰痛的真相

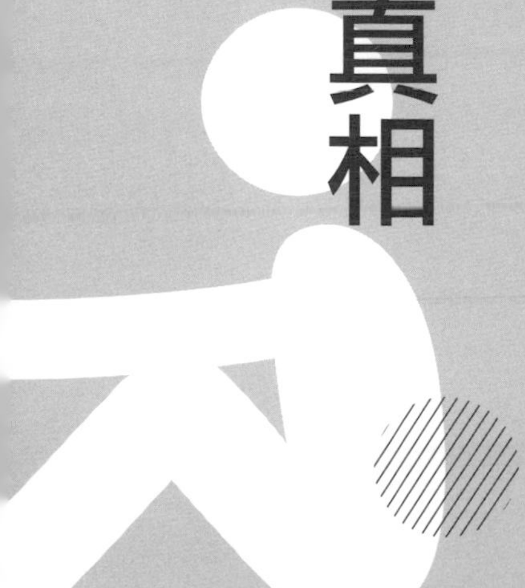

「大腦」真的可以治療慢性腰痛嗎？

腰痛竟會引起大腦的機能低落！

福島縣立醫科大學醫院的骨科，在過去動過大大小小無數的手術，也就是秉持所謂的「外科至上主義」，希望能以手術刀多救一個病患都好。出於這樣的想法，我過去都不斷地學習最先進的技術，購買最先進的手術儀器，並思考要怎麼做才能達到，不會對病患造成負擔且確實的手術。

因此，當我們醫院的骨科醫生們，對於「我曾經那麼致力『手術至上』的人，現在竟從大腦來進行治療！」感到相當吃驚。

那麼，究竟為什麼會把治療焦點放在大腦上呢？

這是因為，**有些患者接受了手術也未見好轉的緣故**。即使擁有最先進的技術，仍有患者的疼痛並沒有得到舒緩。

在觀察患者的過程中，我就想，雖然不是很確定，不過這些患者之間會不會存在著什麼共通點呢？

幫我消除這項「疑惑」的，正是美國神經生理學權威 Apkar Vania Apkarian 教授的論文。其中有寫到：「大腦的疼痛機制以及其研究結果」。

也探討到在各種慢性腰痛當中，有案例的大腦某些機能會有退化情形！

事實上，我們醫院也發現了這樣的現象。所以也曾經拍攝了腦部血液於大腦 MRI（核磁共振造影）彼此討論，但卻找不到腰痛與大腦問題的連結。就這樣，在我們屢次嘗試失敗後，終於在 Apkarian 教授的論文中，找到了答案。

從那一刻起，我們有信心更積極地在臨床上導入了一種叫做「BS-POP」的測試方法，以及採納認知行為療法進行聯合會診諮詢（請參照第45頁以後的內容）。

首先，我們做了確認大腦與腰部關係的臨床研究。

這個臨床實驗的對象有：自稱患有慢性腰痛的患者八位（平均三十三歲）與一般的志願者八位（平均二十九歲）。

慢性腰痛患者對於疼痛的感知

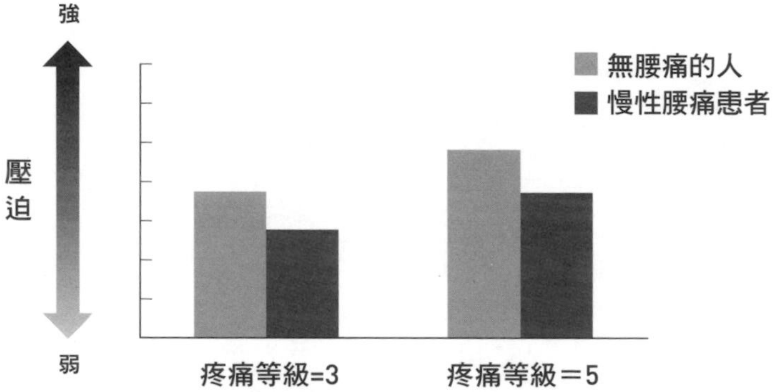

慢性腰痛患者對於較輕的壓迫也會感受到疼痛

每位參加試驗者，都先讓他們趴著，運用特殊的注射器（注射器的筒狀部分），在腰部施加壓力。依照不同壓力所產生的疼痛程度，會請受試者在滿分十分之中感到三分疼痛與五分疼痛時，分別做出暗號，並測量當時的壓力。

於是，果不其然，我們得到了：慢性腰痛患者和一般人相比，在壓力較弱的狀態，其分數也比一般人疼痛分數高。由此可推測出：腰痛患者對於疼痛相當敏感，稍微施加一點點刺激也會感覺到痛。

相同地，我們也針對究竟施壓到怎麼樣的程度，受試者會「感到不舒服」進行了實驗，果然慢性腰痛的患者，只要一點點的壓力就會感到不適。

這個時候，我們拍攝了MRI，比較了一般人與腰痛患者的大腦機能。

大腦感到疼痛時的反應

沒有
腰痛的人

患有慢性
腰痛的人

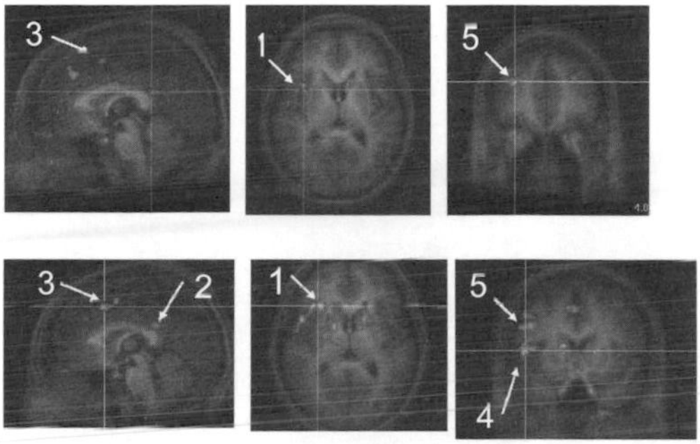

1右側島葉皮質　2後扣帶迴皮質　3右側運動輔助區　4右前運動皮質區　5前額葉皮質

即使感受到的疼痛程度相同，
慢性腰痛患者其大腦的反應區域較大。

發現到實驗的時候，一般人大腦活化的區塊與慢性腰痛患者活化的區塊有很明顯地差異。除此之外，如上圖所示，還證實了慢性腰痛患者其大腦產生反應的範圍較為廣闊。

我們所做的研究結果，也和Apkarian教授同樣看出了腰痛與大腦之間的關聯性。

目前還無法確切知道腦的哪些部分與慢性腰痛有所關聯，即使是國際級的研究，也才剛起步而已。不過，把這樣的成果運用到治療上，確實可以拯救以往醫治不好的患者。

不僅僅是外科的部分，我們也把大腦列為重點進行治療。於是，這樣的型態就成了我們醫院現在的做法。透過改變對於疼痛的思考方式，著眼於減輕因疼痛所引起的壓力。我認為，採取認知行為療法的腰痛治療，就是有效的治療方式（有關認知行為療法的內容，在本書第二章會有詳盡的解說）。

看廣告「洗腦」治療腰痛，成效被讚爆！

接下來我要講一個有關大腦與腰痛相互連結的故事，就是媒體治好了腰痛的案例。澳洲的維多利亞州在一九九七年，推行了一個對於腰痛治療有所啟發的大規模宣傳活動。

首先，他們製作了一支叫做「Back Pain: Don't Take It Lying Down!（不要敗給腰痛！）」影片廣告，並開始在黃金時段廣為播放。

同時，也介紹了以新證據為基礎衍伸出對於腰痛的看法，並提倡「**不要老是休息要多活動！繼續過日常生活！不要停止工作！**」邀請著名的醫師、政治家、運動選手站台代言，跟大眾宣導「為了健康推薦大家要多活動」。

甚至，除了電視之外，也利用了廣播、新聞、雜誌、海報、講座等等，進行宣傳。

於是，每週因腰痛所導致的而請假的天數減少，勞災申請的件數也縮減了十五％，醫療費用也因此降低了二十％。

這項活動的經濟效果，據說超過了三十三億日幣（約相當於十億台幣）。

原本屬於腰痛大國的澳洲，至今實施了好幾次改善腰痛的宣導活動，也製作了以腰痛患者為對象的手冊免費發送，而且還開了腰痛課程。但是，卻沒有什麼顯著的效果。

這個媒體戰略，儘管可能是一種來自於國家「洗腦」，然而，只要換一個角度來看，就能**「改變對於腰痛的看法，學習有關腰痛的正確知識」**，可說是採取了這樣的心理療法。

相信藉由這個故事，可以幫助各位更加瞭解「以大腦治療腰痛」的方法。

有高達八〇％的成人患有「腰痛」！

「國民病」腰痛患者眾多，與性別無關

「腰」這個字，是以提肉旁「月」再加上「要」而構成。這一個字說明腰是支撐身體、活動、移動、躺下等動作都會使用到的部分，也呈現出腰的重要性。

對人類來說這個相當「重要」的腰部，卻也經常伴隨了負擔，往往會招來大小的麻煩。擁有腰痛煩惱的亞洲人非常多，根據日本厚生勞動省的調查：患有「慢性腰痛（持續三個月以上的腰痛）」的人，竟然高達二八〇〇萬人以上。（註：台灣約有八〇％成人有慢性腰痛；占七百萬人以上）。

根據「國民生活基礎調查」報告書中，也顯示罹患腰痛患者人數很多。所謂的國民生活基礎調查，是根據醫療、社會福利、照護、所得等項目，來了解大家真實狀況，所進行的一項調查。因此，也針對亞洲人現在究竟為何種症狀（不適）所擾，進行考察。

舉例來說，在二〇一三年所實施的大規模調查之中，有腰痛的人數（自覺患者人數）中，

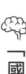

依性別畫分之自覺患者人數（可複選，每千人中所佔人數）

	男　性		女　性	
第一名	腰痛	92.2	肩膀痠痛	125.0
第二名	肩膀痠痛	60.2	腰痛	118.2
第三名	鼻塞等等	50.9	手腳關節疼痛	70.3
第四名	咳嗽、痰	50.4	無精打采	59.1
第五名	手腳關節疼痛	41.8	頭痛	54.4

（根據2013年國民生活基礎調查結果）

與人體肌肉骨骼系統相關的自覺患者眾多，
其中，腰痛在男性中排名第一，而女性部分則排名第二。

男性的部分，腰痛為「第一名」；而在女性的排名則為「第二名」。從一九九八年開始，至二〇一三年為止，一比較之下，擁有腰痛困擾的人數有逐年增加的趨勢（請參照第24頁數據）。

有趣的是，同一份調查中的患者到診率。

因腰痛前來醫院看診的人數排行，女性患者與自覺人數相同，同為第二名，反觀男性，則一口氣下降了三個名次，來到了第四名。

腰痛自覺患者人數（每千人中所佔人數）

	1998年	2001年	2004年	2007年	2010年	2013年
男 性	77.5	80.8	82.0	87.4	89.1	92.2
女 性	106.7	110.8	107.9	117.9	117.6	118.2

（根據1998年、2001年、2004年、2007年、2010年、2013年）之國民生活基礎調查之結果）

腰痛自覺患者，有每年增加之趨勢。

依性別劃分之就診人數（可複選，每千人中所佔人數）

	男 性		女 性	
第一名	高血壓	114.0	高血壓	114.6
第二名	糖尿病	54.1	腰痛	58.4
第三名	牙齒相關疾病	43.9	眼睛相關疾病	56.7
第四名	腰痛	42.2	高血脂	53.8
第五名	眼睛相關疾病	39.3	牙齒相關疾病	52.5

（根據2013年國民生活基礎調查之結果）

相較於腰痛自覺患者人數，到醫院就診人數較少。其比例為腰痛男性：92.2（每千人中所佔腰痛自覺患者人數）→42.2（實際到診患者人數）（45.8%）；女性：118.2→58.4(49.4%)

這究竟是怎麼一回事呢？

我推測男性由於工作等因素，較沒時間看診。

或者，也很有可能就算感到疼痛，患者自行判斷為「還沒有需要前往醫院看診的程度」，於是就忍著不就醫。另外也可解釋為：擁有月經週期的女性，對於身體的不適較為敏感，較男性致力於維護身體健康。

患者大多選擇整骨、針灸等替代方式治療腰痛

無論如何，腰痛與頭痛、腹痛、牙痛等疼痛不同，很多人會選擇「醫療機構以外的解決方式」，這是腰痛比較特別的地方。當然，這樣的現象不僅限於腰痛，骨科常見的肩膀僵硬（肩膀痠痛）或膝蓋疼痛也是一樣。

也造就了坊間到處都有整骨（國術館）、脊椎按摩療法、針灸、按摩等替代療法出現。

根據二〇〇三年發表的「全日本腰痛調查」中指出，民眾對於這些替代療法抱持較多的期待。儘管這份調查的年代略微久遠，不過其對象為年齡為二十歲以上八十歲以下之四千五百人所進行之大規模調查，可以幫助了解各種造成腰痛的原因。

在這項調查中，詢問受訪者「過去感到腰痛時，是否曾去哪些地方接受治療？」根據結果顯示，接受訪問者有四十七％會前往「地區性的骨科醫院（診所）」，而有四％的人則是前往「大學醫院」求診。反觀，會去「整脊、整骨、接骨」等國術館的人數佔四十七・七％，接受「按摩、指壓、針灸」的比率則高達五十二・六％。

由於這個題目可以複選，同時到醫療機構與民俗療法接受治療的患者應該不少，然而，選擇替代療法解決腰痛的人，比同樣想治好腰痛而前往醫療機構接受治療的人更多。

我不認為選擇替代療法來當作消解日常生活中小小的不適、或者恢復精神的手段，有什麼不妥。只是，特別是有關慢性腰痛，我認為骨科醫師得自我警惕，並且應該有能力再提供患者多一點協助才是。

從醫學上來看，腰是人體肌肉骨骼系統之一，屬於骨科醫生的專業領域。因此，治療腰痛本來就是骨科醫師的使命。

但是從學生時代開始，以現代醫學為學習重點的骨科醫師，都很重視所謂的影像。往往會依賴像是X光、CT（電腦斷層掃描）、MRI（核磁共振）等檢查所拍出來的影像作為診斷依據。導致許多醫生不聽患者的陳述，也不會針對患部進行仔細地觸診，只要檢查結果沒有出現「異常」，就診斷為「沒問題」。

相比之下，大多數的替代療法會觸摸疼痛的部位，並且進行治療與處置。也會傾聽病患的感受，「這樣啊，那可真是辛苦！」和患者產生共鳴。

最重要的是，比起面對電腦看病例，而不看患者一眼，只會看報告治療的醫生，患者往往認為似乎選擇替代療法反而會比較快治好。

所以我認為我們骨科醫師，應該再謙虛一點，不要用「吃藥就會好」、「沒有異狀」等簡單地說法打發病人，必須更站在患者的角度，進行看診與治療才對。

「疼痛」到底是什麼？

話說回來，人類所感覺到的「疼痛」是怎麼一回事呢？

人類把疼痛症狀視為身體有異常的警訊。對於先天性無法感受到疼痛，這種稱為「先天性痛覺不敏感症」的疾病患者，由於他們就算受了傷也不會感到疼痛，所以無法保護自己的身體，生活上容易遇到各種困難。

因此，能感知「疼痛」是非常重要的，然而，要是因為疼痛造成日常生活的不便，甚至不堪其痛陷入憂鬱狀態等等，就會對身體與心理帶來不良影響。

來自世界各地的疼痛研究者與專家們齊聚的「國際疼痛學會」，於一九七六年將疼痛定義為「實質存在、時而為潛在地組織損傷，抑或是藉由言語闡述這般損傷的不適感及心靈體驗」。

這個定義很難懂對吧？

簡單來說，所謂疼痛是「**當身體組織因某種原因受到傷害時，或者當身體的某處產生疾病異常時，所感受到的不適感**」，「**即使沒有造成傷口或病理上的異常，也會產生疼痛**」。不需要任何人的客觀評估，只要當事人說「痛」，那就構成了「痛」的要件。

腰痛在疼痛當中，是相當頑強的「慢性疼痛」！

疼痛，根據其產生的期間長短，分為「急性疼痛」與「慢性疼痛」。

急性疼痛如同其名，是由於某種原因所產生的突發性疼痛。其定義為「從症狀產生的那一刻起，未滿四週的期間」，這是身體為了通知「危險」所引發的症狀。

腰痛與就診行為調查

*可複選

	去過	不會去
大學醫院	51人（ 4.0%）	1231人（96.0%）
綜合醫院	234人（18.3%）	1048人（81.7%）
地方的骨科醫院	602人（47.0%）	680人（53.0%）
家庭醫師	125人（ 9.8%）	1157人（90.2%）
整脊、整骨、接骨等國術館	612人（47.7%）	670人（52.3%）
按摩	288人（22.5%）	994人（77.5%）
指壓	138人（10.8%）	1144人（89.2%）
針灸	248人（19.3%）	1034人（80.7%）
其他	21人（ 1.6%）	1261人（98.4%）

地區性的骨科醫院與整脊、整骨等國術館為兩大首選

相反地，慢性疼痛的定義則是「長期間（超過三個月以上）持續的疼痛」。

若要說得容易些，就是「**造成疼痛的損傷或異常已經治好，疼痛的情形卻仍持續殘存的狀態**」。

以腰痛為例，就好比「椎間盤突出的手術成功後，儘管造成疼痛的原因從檢查的影像中消失，病患卻仍然感受到疼痛的狀態」。

在慢性疼痛之中，佔大多數是骨科治療有關「人體肌肉骨骼系統方面」的疼痛，其中腰痛所佔得比例特別高。

在慢性腰痛之中，也有些屬於運用過去的現代醫學手段較難治療的症狀。深受總是好不了的不適感，為了追求名醫或最先進的治療，前往各大醫院或診所四處求診，反覆「逛醫院」的患者也不在少數。

腰痛的原因與現今的治療方法！

壓力越大的人，罹患腰痛的風險也就越高

接下來，撇開疼痛持續的期間，我們來看看造成腰痛的原因吧。

首先，很多人都知道，與腰痛有關的危險因子有：女性、肥胖、吸菸、運動等等項目。或許有些人會對於女性屬於腰痛危險因子，感到不可思議。這是因為與男性相比，女性會受到荷爾蒙等影響，除了肌肉量較少之外，也會受到生產、照顧孩子、穿高跟鞋等因素，更容易引發腰痛。

另外，普遍認為，藍領階級的勞動者會比白領更容易有腰痛。理由是藍領的勞動方式，像是搬運重物等，都會對身體造成負擔。然而，最近因使用電腦辦公而長時間坐著的工作者，罹患腰痛的比率也有逐漸增加的情形，現在來看，幾乎每個人都有腰痛困擾的現象。

從一些研究報告當中，可以看出社會、心理性的因素，也成為腰痛的危險因子。先前所介紹過的「與腰痛有關的全日本調查」將在此詳細介紹。

在這項調查當中，可以透過下頁「自覺壓力調查表(PerceivedStressScale)」自我檢核表，看出「壓力」的程度與腰痛的關聯性。於是，就會得出以下的結論。

在量表中，壓力越大分數越高，其滿分（=壓力到達最大極）為五十六分。

壓力程度為「輕度」，得分屬於〇～十八分以下的族群，其引發腰痛的風險定義為一的話，壓力程度為「中度」且得分落在十八～二十二分的族群其罹患腰痛的風險為一・四二倍，壓力程度為「高度」，得分超過二十三分以上的族群，罹患腰痛的風險為一・五六倍。自覺到越大壓力的人，其罹患腰痛的風險也就越高。

在同一份調查中，也針對陷入心情低落，即所謂「憂鬱傾向」進行了研究。這叫做「SF-36(MOS36-Item Short-Form Health Survey)」，調查 QOF（生活品質）的一般性檢查當中，單純探討心理健康的部分，可以簡單地確認是否具有憂鬱傾向。

根據報告顯示，滿分一百分當中，得分超過五十二分，具有強烈憂鬱傾向的人，與得分未達五十二分，較無憂鬱傾向的人相比，前者罹患腰痛的風險比後者高出了一・四一倍。

自覺壓力調查表（PerceivedStressScale）

請根據最近一個月內的情形，來回答以下問題。完全無的話為「0分」，幾乎沒有的話是「1分」，若答案為有時候的話為「2分」，經常的話是「3分」，已經有很多次的話為「4分」，請計算出總分。（第4～7、9、10、13題請反向計分）

（1）是否曾因意料之外的事導致精神混亂嗎？
（2）是否曾因無法進行重要判斷而感到困擾？
（3）是否曾變得神經質，或者感受到壓力？
（4）是否能成功處理麻煩？
（5）是否能好好應付生活中的變化？
（6）是否擅長戰勝壓力？
（7）是否一切順利？
（8）是否在工作上或人際上有過失敗的經驗？
（9）是否曾煩躁過度，到達不堪忍受的程度？
（10）工作或人際方面是否順利？
（11）遇到不順時，是否容易暴怒？
（12）是否有很多工作方面的煩惱？
（13）是否善於安排自己的預定行程？
（14）是否因麻煩過多而感到困擾？

有關職場與家庭等人際關係上的壓力、緊張、不安等因素，和腰痛有怎麼樣的關聯性，正是我現在進行的研究領域。有關這些內容，將會在第二章再向大家詳細介紹。

腰以外的部位也可能成為腰痛的原因

接著和大家詳談，疼痛究竟是何物？

截至目前為止，無論是疼痛期間還是風險因子，**導致腰痛的疾病相當多元**。

腰痛分為：因背骨（脊柱）或其周圍神經、肌肉、軟骨等組織損傷，所導致之腰痛；以及因脊柱以外的內臟疾病或損傷所造成之腰痛。

前者，除了因背骨變形所引起的脊椎變形、椎間盤突出、脊椎腔狹窄、骨質疏鬆所伴隨的壓迫性骨折（脊椎體骨折）之外，還有脊髓腫瘤或癌症的骨移轉等等。

後者則是血管方面的疾病（如剝離性主動脈瘤、周邊動脈疾病〔PAD〕等等）、泌尿系統方面疾病（尿道結石、腎盂炎症等）、婦科疾病（子宮肌瘤、卵巢囊腫等）、腸胃方面疾病（胰臟炎、胰臟癌、十二指腸潰瘍、膽囊炎等）等疾病。

甚至出現因內臟疼痛而感到腰部疼痛，雖然不容易理解，然而隨著替許多患者看診的過

器質性[1]因素所導致之腰痛

脊柱及其周邊組織所引起之腰痛	變性	脊椎變形、椎間盤突出、脊椎腔狹窄、脊椎滑脫症（變性、分離）骨質疏鬆所伴隨的壓迫性骨折（脊椎體骨折）等等
	感染	化膿性脊椎炎、脊椎結核病、脊椎硬腦膜外膿瘍等等
	發炎	類風濕性關節炎、僵直性脊椎炎等等
	腫瘤	脊椎腫瘤（原發、轉移）、脊髓腫瘤、癌症的骨移轉等等
	外傷	骨折、韌帶損傷、肌肉損傷、椎間盤損傷等等
	機能障礙	肌肉疲勞、腔室症候群等等
脊柱以外原因所導致之腰痛	血管	剝離性主動脈瘤、周邊動脈疾病（PAD）等等
	泌尿系統	尿道結石、腎盂炎症等等
	婦科	子宮肌瘤、卵巢囊腫等等
	消化系統	胰臟炎、胰臟癌、十二指腸潰瘍、直腸癌、膽囊炎等等

程當中，發現這樣的案例也不在少數。

曾經，有一位骨科醫師晚輩也碰到了這樣的病人——有位男性患者因陷入昏迷、失去意識，所以被救護車送來醫院。詢問陪同前來的家屬事發當時的狀況，據說病人是在說了「腰好痛」之後，就喪失了意識。

由於事態嚴重，立即替該位病患進行電腦斷層掃描CT，發現他的剝離性主動脈瘤（長在主動脈上的

1 指多種原因引起的某一器官或某一組織系統發生的疾病，而造成該器官或組織系統永久性損害。

瘤）破裂了。這可不是骨科醫師可以處理的範圍。趕緊聯絡專門的血管外科醫師來進行緊急手術，好在成功保住了患者的性命。

那麼，為什麼明明是血管方面的疾病，卻會感到腰痛呢？這是因為，疼痛是身體為了表示「危險」而發出的 SOS 警訊，因此血管、腸胃、尿道等，無論是哪個內臟出了什麼樣的問題，當然都是以這樣的方式發出 SOS 的訊號。然而，分枝細微的內臟神經，則是在脊髓處匯集成一束，與大腦連接。

這麼一來，就算疼痛產生的地方不同，疼痛的信號會通過的路徑仍會一致，導致大腦才會誤以為成「腰痛」。

八十五％的腰痛竟是原因不明！

這類脊柱有問題的案例、因內臟相關疾病引起的牽涉痛[2]等等，在醫學上把這些可以經由影像檢查等手段查出原因的腰痛，稱之為「特異性腰痛」。

2 是疼痛的一種類型，表現為病人感到身體體表某處有明顯痛感，而該處並無實際損傷。

相反地，也有些腰痛無法藉由現代醫學診察出來、透過影像檢查做說明，也就是無法特定出原因，這稱為「非特異性腰痛」。

事實上，非特異性腰痛的案例比特異性腰痛更多，根據國外學者的研究調查，令人吃驚的是，負責日常疾病診察的基礎醫療，其腰痛患者當中，非特異性的腰痛所佔比率高達八十五%。

看到這樣的結果，可能很多患者都會感到不安。

但是，我期望大家不要放棄希望。

首先，**大多數的腰痛患者在一～三個月內，症狀就會減輕**，演變成慢性腰痛的案例其實很少。就算真的演變成慢性腰痛，現今的醫學日新月異，也會陸續開發出新的檢查方式、治療方法，對於疼痛機制的解析也會持續地進行下去。

舉例來說，影像檢查中，有一種叫做「核磁共振MRI」的儀器。這是一個圓形的筒狀裝置，有經歷過的人一定知道，就是檢查的時候會發出很大聲響的裝置。

這個MRI不但可以拍攝人的水平切面、縱切面、冠狀切面的體內影像，還可以看到身體內的器官以及五臟六腑的運作。事實上，有些腰痛是MRI出現後才發現的，因此MRI對於解析腰痛病因原理有很大的幫助。

近來，在大腦與疼痛關係的研究中，有一些很有趣的報告（有關大腦與疼痛的關係，將於第三章為大家進行詳細解說）。

從「診療指引」尋找推薦的治療法

現在針對腰痛，我們究竟是採取怎麼樣的治療方法呢？

像是癌症、中風等一些特定疾病，則有記載以科學根據為基礎的治療，也就是診療的教科書，稱為「診療指引」。

日本骨科學會、腰痛協會也編輯了腰痛相關的《腰痛診療指引》。其每經四～五年修訂一次，目前所使用的是二〇一二年所出版的指引。

在這本指引當中，介紹根據國內外臨床試驗及臨床研究所得出的「科學性證據（Evidence）」，建議的治療方法。

或許有些人聽過EBM，這是Evidence based me dicine的縮寫，也就是「以科學性根據為基礎的醫療」的意思。不是只憑藉經驗法則進行治療，而是採納可信度較高的數據，進行檢查與治療的程序。

大多數的骨科醫師，應該都是以診療指引或國內外提出的EBM為基礎，加上自己的見解、知識與經驗，進行治療。

在日本《腰痛診療指引二〇一二》當中，針對藥物或手術等各種治療，設計了不同等級，區分推薦度（也就是推薦醫師選擇該治療方法的程度，即建議程度）。

A級：「強烈推薦實施此治療，該方法所根據之基礎深厚」；

B級：「推薦採行此治療方法，該方法所根據之基礎中等」；

C級：「選擇此治療方法建議慎重考慮，該方法所根據之基礎較為薄弱」。

到了D級，則是「不推薦此治療方法，該方法存在否定證據」，並會列舉出「不可實施這種治療」的理由。

另外，還有一個I級，指的是至今仍然檢驗證據不足、抑或是檢驗結果不明顯，不具有明顯成效的療法。

現行的腰痛治療當中，涵蓋了藥物治療、封閉療法、物理治療、運動療法、手術等，「認知行為療法」也包括在內，這些都有記載在二〇一二年所發行的診療指引上。

腰痛治療之概要

① **保守療法**[3]

藥物療法	服用止痛藥。
封閉療法	將麻醉藥等物質注射在患部附近，封閉疼痛的傳導路徑。
物理治療	活動患部（運動療法）、溫暖患部（溫熱療法）、以電流刺激患部（電流刺激療法）、拉扯患部（牽引療法）、以裝具固定患部（器械矯正療法）

② **手術**

③ **認知行為療法**

「抗焦慮劑對慢性疼痛有效」是誤解！

根據診療指引，針對腰痛一開始推薦的治療法是服用非類固醇消炎止痛藥（縮寫為NSAIDs）或乙醯氨酚（Acetaminophen又稱「撲熱息痛」）。在日本、台灣較常使用非類固醇消炎止痛藥；而美國則是乙醯氨酚較為主流。一般來說，治療腰痛都是先從服用這兩種藥物開始。

如果這些止痛藥都無法改善的話，推薦度A級的治療手段為：建議選用病患抗焦慮劑（即所謂輕微精神安定劑）或醫用麻藥作為第二順位藥物。

醫用麻藥在日本多用於減緩癌症患者痛苦的「緩和醫療」，應用在腰痛治療的部分較為少見，而抗憂鬱藥物的推薦度則為B級。

3　保守治療，亦稱為保守療法（conservative therapy），指相對於有創操作（即有創傷的操作，例如：手術）的療法，改用藥物治療、物理治療等。

二〇一二年診療指引發行的時候，曾經發生了以下的事件。

針對診療指引中：「建議使用抗憂鬱劑作為第二順位藥物」這樣的內容，受到報紙、電視等媒體煽動式的報導。我還記得當時許多報導中，使用了「腰痛是心病」這樣的文字表現方式。由於這是莫大的誤解，我將會逐一進行解說。

其實，**關於抗憂鬱劑是否能治療腰痛，其證據並不夠充足**。診療指引當中也提到「品質優良的相關論文（有彙整出臨床結果）篇數較少，今後仍舊有待驗證」。也不建議作為急性腰痛的第二順位藥物。

那麼，說到為什麼抗憂鬱劑的推薦度會是A級，其背後有這樣的一個原因。

當疼痛長久地持續，病人就容易陷入沮喪、憂鬱的狀態。

抗憂鬱劑的功效，比起作用在疼痛上，是可以改善因疼痛而導致的情緒沮喪，病人也因此較能面對疼痛，所以提出「抗憂鬱劑對於治療週邊症狀有效」的思考方式。

即使是診療指引這麼寫，我仍舊反對骨科醫師這麼輕易地開抗憂鬱劑給患者。因為這麼做反而會使得症狀更加惡化，也會對原本的腰痛治療帶來不好的影響。

此外，一旦開始使用抗憂鬱劑，就容易有增加用量或使用特定種類的傾向，無法輕易減量或者停藥，必須花上較多的時間。

我們認為使用的時候必須慎重，仔細地審視患者的狀況，並應該參考精神科醫生的意見，才能開立處方。

活動身體反而可以快速改善腰痛！

與藥物療法同樣有效的是運動療法。雖然只限用於慢性腰痛上，但對於消解疼痛、排除身體僵硬、行動緩慢的情形相當有成效。

相反地，對於閃到腰等急性腰痛的患者來說，其效果較不顯著。

有氧運動是運動療法的基礎。

在診療指引中並未特別指出哪種運動比較好，只有建議活動筋骨二十～三十分鐘，到達稍微冒汗程度即可。散步時快走，其實也就足夠了，針對走路膝蓋會痛的患者，則建議選擇較不易造成膝蓋負擔的游泳，或者在水中行走、使用運動器材進行訓練等等運動方式。

最近的研究結果指出，有氧運動具有抗憂鬱的效果，其成效與抗憂鬱藥物相當。

運動時心臟跳動次數增加，會刺激大腦，促進分泌讓心情變好的血清素、去甲基腎上腺素等神經傳導物質。因此就算不服用抗憂鬱藥物，仍舊可以達到相同的效果。

活動筋骨流點汗，也會促進血液循環，增加肌力，使得腰部較為強壯。只要注意不要受傷，運動又簡單也不用花錢，可說是CP值很高的治療方式。

然而，因為痛就不活動，休息靜養的話，會帶來什麼樣的後果呢？

大約在二十年前左右，大家普遍認為感到腰痛就應該躺下來休息，會比較快恢復，也能幫助緩和疼痛。

但是，靜養休息在現在的診療指引裡，則是被列為不推薦的D級。這是因為在許多臨床實驗中，每一個結果都是：**比起靜養，在許可的範圍內活動，較可以緩和症狀，減輕伴隨疼痛而來的機能障礙（例如：變得無法行走等等）**。

也就是說，不要忍痛去動，也不要因為過度怕痛而故意不動。**最重要的是「根據疼痛的狀況去活動」**。

手術並不是治療的萬能對策！

手術，是在透過影像檢查後找到明確原因的狀況下，才可以「納入考量選項」。

我先舉一個椎間盤突出的案例。扮演脊椎的骨頭與骨頭之間緩衝角色的一種軟骨組織——椎間盤，當椎間盤被壓扁，其中髓核突出的狀態，就是所謂的「椎間盤突出」。髓核要是壓迫到神經，就會導致嚴重的腰痛與麻痺症狀。

椎間盤突出手術，就是物理性地把迸出的髓核摘除。最近也有使用雷射、內視鏡等運用小型攝影機，讓傷口降到最小的手術型態。

而因身為神經通道的脊柱變形變窄，所導致的「脊椎腔狹窄」，是因為神經受到壓迫，容易引起疼痛與麻痺的症狀。病情一旦惡化，就會演變為「間歇性跛行」，只要稍走幾步路，就會出現麻痺或疼痛，使得病患無法行走。

治療這種疾病的手術，則是把變窄的部分切除、恢復該有的寬度。另外，也會依病患的狀況追加固定脊柱的手術。

或許有很多人認為，一旦確診為椎間盤突出或脊柱腔狹窄，就非靠手術治療不可。

事實上，**真的有接受手術之必要的患者，大約每十人中僅有一人**。絕大部分的患者，只要接受手術之外的保守治療，就會慢慢恢復。就連突出的髓核，也會自然消失。

「脊柱腔狹窄」的治療也相同，主流的作法是一開始先採取背架鐵衣等裝具或神經封閉等療法，先觀察一陣子。只有當病患因腳部麻痺過度導致無法行走，出現不容易排尿，並引起直腸及膀胱功能障礙，才有動手術的必要。

儘管安全性增加，手術技術也確實地在進化當中，但是就算動了手術，「從影像檢查來看，已經沒問題了」，有些人的腰痛卻未因此得到改善。事實上，在就診病患當中也有很多人經歷過這樣的情況。經過一番詳細的調查後，當然，有些遺憾的案例，是因為手術不順利，導致腰痛沒有好轉。然而，大部分的病患，就算仔細地確認他們的MRI等檢查影像，仍舊找不出問題。也就是，手術本身是成功的。

這才是治療慢性腰痛的難處。

每個人對腰痛的感受程度不同，以聯合會診評估最實用！

即使病徵一樣，有人「不以為意」也有人「覺得很痛」。

儘管很突兀，請試著想想如果樂透中了「一千元」，會有什麼感覺？有些人會很高興，「好開心，吃美食去！」相反地，也有人不是那麼高興，「我光買樂透就花了五百元，才中個一千元……」。

另外，或許為數不多，說不定會有人覺得「金額這麼低，才不屑這麼一點錢！」就像如此，儘管是發生一樣的事情，會根據當事者的個性與其周圍的環境、當下的狀況，心情也會有所不同。

「剪頭髮了啊！很好看喔！」當說話的對象是自己喜歡的異性或朋友，或是不是很喜歡的主管時，心情可是相差十萬八千里。

雖然與這些例子有點不一樣，不過對於「疼痛」的接受度，也是會有所謂的個人差異。即便是同樣強度的疼痛，有人會覺得「這種程度還可以接受」，也有人會認為「超～極痛！痛死了！」這會因不同的狀況而有所改變。

以下舉個例子說明。

假設有一位患者叫小明。小明接受腰痛治療時，本人自覺症狀由十分疼痛度減輕了八分，剩下二分。因此感到滿足，便不再接受治療。

另一方面，和小明擁有相同症狀的老王，也接受了一樣的治療。而且，他接受這個治療的成效比小明高，疼痛程度減輕了九分。

然而，他卻逐漸開始介意剩下的那一分疼痛。於是，便前往別家醫院接受腰痛的治療，可是，那一分的腰痛卻不見好轉，結果，他只好流連於數家醫院，一直逛醫院下去。

擁有同樣的症狀，接受相同治療的小明和老王，他們究竟差在哪裡呢？答案就是「**對於疼痛的接受度**」。

疼痛是無法經由他人客觀評價。因此，現在會採取可藉由視覺性評估的「VAS (Visual Analog Scale＝視覺類比量表）」、「NRS (Numerical Rating Scale＝疼痛數字模擬量表[4]）」等方法。

VAS是最廣泛運用且客觀的疼痛評估方法，這個方法是給患者看一張紙，上頭畫有十公分長的黑線。

左邊設為「無痛＝〇」，右邊則設為「當事人所認為的最大痛度＝十」，請患者指出當下疼痛的程度，以左邊為起點，測量到其手指位置的長度，達到將疼痛數值化的目的。假設起點到病患手指位置為六公分的話，其疼痛程度為六。

而NRS則是把疼痛的程度分為〇至十共十一個等級，把「無痛」設為〇，「當事人認為的最大痛度」設為十，讓患者看著這張寫有這一列數字的量表，並詢問患者的疼痛程度落在哪一個等級。

不過，這只是用來讓患者本人表達疼痛程度罷了。

因此，在我們醫院除了患者本人所感受到的疼痛程度之外，也很重視其對於疼痛的接受度。

這就是決定腰痛治療最終究竟會成功還是失敗的分岔點。

老王為了那一分的疼痛，持續四處逛醫院。

4 又稱10 cm量表。

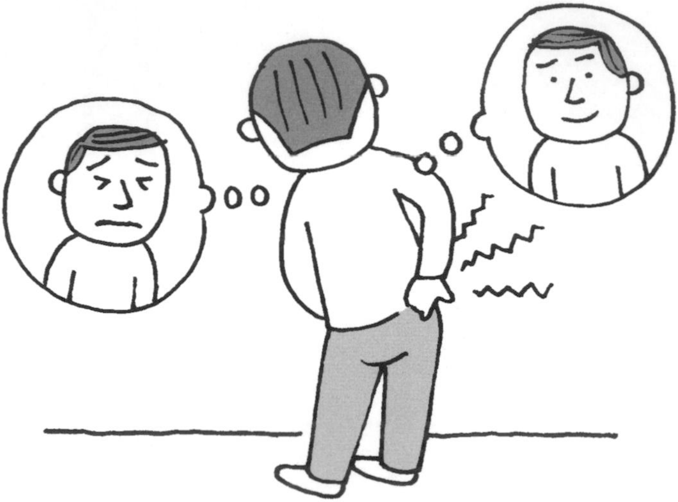

諷刺的是，原本治療到只剩下一分的疼痛，開始增加，來到二、三、四分……。越是執著於疼痛，就越會導致症狀惡化，造成患者本人不樂見的結局。

雖然小明和老王都是虛構出來的人物，不過這些都是在腰痛治療的第一線，實際發生的真實狀況。於是，老王類型的患者們，就會一邊為疼痛所擾，一邊為了尋求治療持續奔走，陷入惡性循環。

自我評估！疼痛接受程度表

儘管每個人對於疼痛的接受度不盡相同，想要知道自己屬於何種傾向一點也不困難。

各位都是「擁有慢性腰痛困擾」為前提假設，請大家試著回答第49頁的問題。這是由醫學骨科

BS-POP（患者用）

▼請依照以下選項進行回答

①是否會感到想哭或哭泣？

1. 不曾　　　　2. 有時候　　　3. 總是

②是否常常會覺得自己很悲慘，而陷入沮喪？

1. 不曾　　　　2. 有時候　　　3. 總是

③是否常常因緊張而感到不耐煩？

1. 不曾　　　　2. 有時候　　　3. 總是

④是否會因一點小事而暴怒？

1. 不曾　　　　2. 有時候　　　3. 總是

⑤食慾是否正常？

3. 否　2. 有時候會沒有食慾　1. 一直都正常

⑥一天之中，早晨是否為最神清氣爽的時候？

3. 否　2. 有時候　　1. 總是

⑦是否會沒來由地感到很累？

1. 不曾　　　　2. 有時候　　　3. 總是

⑧是否能夠正常工作

3. 否　　　　2. 有時候不行　　　1. 總是可以

⑨對於睡眠方面是否感到滿足？

3. 否　　　　2. 有時候無法滿足　　1. 總是很滿足

⑩是否有因疼痛以外的原因導致不易入眠？

1. 否　　　　2. 有時候不好入睡　　3. 總是

與身心醫療科共同開發，稱為「BS-POP（Brief Scalefor Psychiatricin Orthopaedic Patients ＝針對骨科病患之精神醫學的簡易詢問量表）」的測驗方式。

從二〇〇〇年起，所有前來本院就診的腰痛病患都有做這項評估。其作法為：針對❶～❿題從「不曾」、「有時候……」、「總是（可以達成、感到滿足等等）當中選出最符合自己狀況的答案。

請不要把問題想得太難，只要圈出「自己是這麼感覺」的選項即可。回答完所有問題後，請計算自己所圈選項目的總分。

這份 BS-POP 量表，可以協助了解患者對於「疼痛的接受度以及疼痛在日常生活中所造成的影響」，成為醫生判斷究竟哪種腰痛治療方法，對當事人最好的依據。

如此一來，就可以推測出眼前這個病患，到底是像先前出現的虛構人物小明一樣，只要接受骨科治療（藥物治療或手術等等）就可以滿足的類型，還是屬於光靠骨科治療，疼痛仍無法完全獲得改善，必須依賴其他治療的類型（與老王較為相似）。

把圈選出的數字加總，得分若低於十五分的話，就是小明類型；總分超過十五分以上，則是屬於老王類型，總之分數越高，就有越靠近老王類型的傾向。

當然，老王屬於比較極端的患者，大部分的人應該都不會跟他一樣誇張。就算加起來超過十五分，也不代表就一定很糟。

有些腰痛，只看骨科是不會好的！

普遍來說，大家都認為腰痛是由骨科負責的項目。

但現在開始了不同的治療方式，把這樣的既定印象翻轉了一百八十度。那就是「聯合會診」。

一開始是在一九九六年，距離現在大約二十年前左右。在日文中，「會診」是引進帶有「合作」、「仲介」意義的法文字 **Liaison**，所謂的「聯合會診」是指針對伴隨身體疾病的各種心理問題，由不同科別的醫師相互合作，進行診斷的醫療團隊。

在大學醫院的聯合會診中，除了我們這些骨科醫師之外，還包含負責心理問題的身心精神科的醫師、臨床心理師，以及護理師、復健專家、藥劑師、社工等等，共同組成一個團隊。

眾人各自發揮自己的專業，一同決定患者的治療方針，與收集能夠幫助患者順利重返社會的資訊。

診療的流程如下：

為慢性腰痛所困擾的患者，會先交出骨科醫師看診，進行診察與檢查。

聯合會診的流程

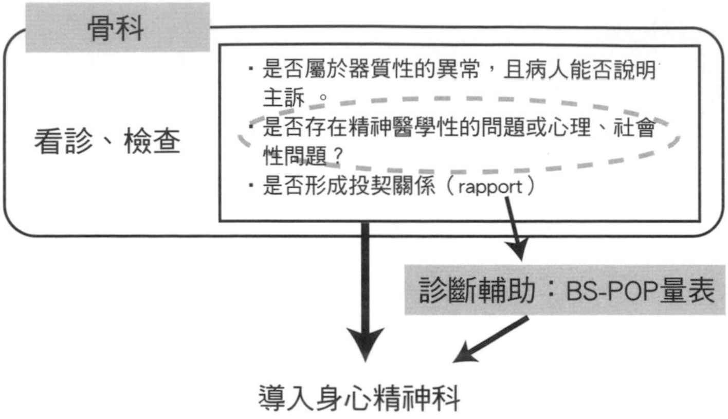

骨科
看診、檢查
・是否屬於器質性的異常，且病人能否說明主訴。
・是否存在精神醫學性的問題或心理、社會性問題？
・是否形成投契關係（rapport）
診斷輔助：BS-POP量表
導入身心精神科

※所謂的投契關係（rapport）為治療者與患者間的信賴關係。

並加入先前向各位介紹過的 BS-POP 量表輔助診斷。本書所介紹的是，針對患者設計的 BS-POP 量表，除此之外，我們還有另一份量表，其內容是讓負責治療的醫師能從患者狀況及問診結果中得知的事項，屬於針對治療者設計的 BS-POP。

我們會綜合針對「患者量表」與「針對治療者量表」雙方的結果，決定是否在治療中導入身心精神科。日文中有一句俗話：「買年糕，就要到年糕店」，關於精神方面的治療，果然還是要交由該科專業的專門醫師。

在聯合會診時，會以骨科醫師為核心，與身心精神科的醫師（精神科的醫師）並列為主治醫師。

骨科會藉由藥物療法、運動療法，視情況加入手術等作為治療患者的手段。

然而，身心精神科則致力於改善「對於疼痛的接受度」，這在之前的內容中已經多次提及。聯合會診的成員們，會定期每個月召開一次檢討會（conference），相互確認患者的治療經過，如果遇到問題，便會一起討論該如何解決。

當初，在剛開始嘗試這樣的聯合會診時，有患者對於「自己竟然有精神上的問題」感到訝異，也有患者認為「腰痛問題與情緒無關！」對於我們的做法抱持否定意見。

不過，現在因「想要獲得聯合會診治療」慕名而來的患者正在大幅增加。

這樣的聯合會診治療，對於 BS-POP 量表總分超過十五分非常有效。針對屬於老王類型，**對剩下的一分痛相當執著的患者，並不是「化一為〇」，而是讓他習慣「才一分其實沒關係」**。

這就是聯合會診治療的大目標。

正確理解疼痛

那麼，為什麼需要聯合會診治療呢？

容我再強調一次，疼痛會因每個人接受度的高低而有所不同。這是取決於當事人在日常生活中，逐漸養成的「思考習慣」以及「行為習慣」。

人會受到其周邊的環境與心理狀態影響，即使是同一個人，在職場上遭到上司責罵的時候，或是與重要的家人、男朋友（或者女朋友）、好友等度過歡樂時光的時候，對於疼痛的接受度一定有所不同。

慢性腰痛的患者，平常都在想些什麼呢？

由於我每天都與患者接觸，常常聽到這樣的聲音。

多半都是「要是不痛就好了……」、「這個痛，不好起來就動不了」、「痛到不得了」（思考習慣）。以及「我得要好好休息靜養才行」（行為習慣）。

在前面的內容已經有提到，有慢性腰痛困擾患者，應該多多活動，會比休息靜養好得快，這在科學上也得到了驗證。

但是，要是有這種「思考習慣」與「行為習慣」，不去正確地理解疼痛，反而因為害怕而不敢活動身體，便會導致無法像以往一樣生活。身體的機能也會降低，甚至有可能會喪失社會性。

漸漸地患者就容易陷入「不管做什麼事都會受到疼痛影響」，變得一天二十四小時一年三百六十五天總是想著自己的腰痛。

會更惡化下去，變得「每天都一直感覺到痛，做什麼事都覺得很麻煩，做都不想做。沒有精神，總是哀聲嘆氣，心情常常感到低落」。

在進行聯合會診治療時，我們會注重病人的「思考習慣」與「行為習慣」，利用「認知行為療法」協助改善。我將在下一章詳細說明。

第2章

大腦治療腰痛的課程

腰痛患者親身實證：減輕大腦壓力就能戰勝腰痛！

在第二章開端，我會介紹兩個利用「認知行為治療」而戰勝腰痛的案例，並詳細解說患者是如何克服慢性腰痛，及採取的有效方法。此外，還會介紹任何人都可以實踐的「訓練」。

事實上，造成慢性腰痛的原因相當多種，因此治療方式也不只有一種。請各位先把本章內容看過一次，再選擇自己認為可能適合或者不錯的方法嘗試看看。

案例一：腰痛十年、歷經十家醫院治療仍舊痛不欲生的——美加小姐

第一位是山田美加小姐（化名・三十歲）。

美加一開始為慢性腰痛所苦，大約距離現在十年前左右。

她高中時，因被確診為「椎間盤突出」經過手術後一段時間又開始腰痛，原本美加懷疑是椎間盤突出又復發，前往當時住家附近的A骨科診所看病。經過檢查之後，椎間盤突出的現象

已經恢復，並無特別異常。

過了一陣子疼痛依舊，於是便在A骨科開始了止痛、貼布、復健等保守性治療，但是她的腰痛仍然沒有好轉。

不但如此，隨著時間的流逝，疼痛的強度也增加了。半年後，不僅無法行走，就連起床都沒有辦法。

美加，決定辭去工作專心接受治療，開始踏上了四處奔走醫院的尋找腰痛名醫路程。左側表格正是她一路走來所留下的紀錄。可說是典型的「逛醫院（DoctorShopping）」案例。

美加的逛醫院列表

- 第一間　家中附近的A骨科診所
- 第二間　B醫院的骨科（接受了住院治療等，沒有效果）
- 第三間　C醫院的骨科（封閉薦髂關節，接受了「將藥物注射至薦髂關節進行局部麻醉，封鎖該處神經的一種」治療也毫無效果）
- 第四、五間　D骨科診所與E骨科診所（接受關節運動復健，仍舊未有改善）
- 第六間　F醫院的骨科（接受了將骨盤的一部分進行固定的「前薦髂關節固定手術」，疼痛不減反增）

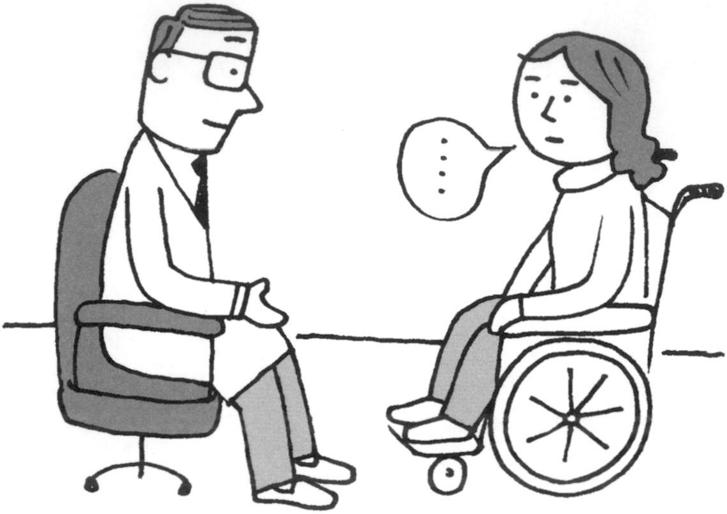

第七間　G醫院的精神科（服用醫生開的抗憂鬱藥物後，出現濕疹便停藥）
第八間　H醫院的復健科（為了復健而住院接受治療，未見效果）
第九間　I大學醫院的骨科（被告知「沒有動手術需要」）
第十間　J醫院的骨科（住院接受治療仍無效）

結果即使看了十家醫院，美加的腰痛仍舊沒有改變。後來，她經I大學轉介來到我們大學醫院求診。

來到本院就診的大多數患者，在歷經各家醫院的巡禮之下，已經灰心喪志了。美加也是花了二年輾轉到我們這裡看診。

到院診療前，美加沒有輪椅就無法移動

剛開始到本院的美加，由於腰部與雙腳皆劇烈疼痛，當時是由她的父親推著輪椅帶她來看診。

當我們請她寫下疼痛指標「VAS量表（請參照第47頁）」，評估結果為滿分十分的前提下，其所感到的疼痛程度為八～十分。

由於十分的定義為「當事人認為最劇烈的疼痛」，因此可想而知八～十分是非常地痛。

而在第49頁介紹過的「BS-POP量表＝針對骨科病患之精神醫學的簡易詢問量表」，她的評估結果為：針對患者設計的部分，滿分三十分，總得分為十八分；而針對治療者設計的部分，滿分為二十四分，她的總分為十五分。本院接受聯合會診治療的基準分別為十五分以上以及十一分以上，和她的得分一比之下，都高出相當多。

根據這樣的診斷結果，便開始進行聯合會診治療。

案例二：工作上的疲勞是造成腰痛的原因？——賢治先生的案例

接著，向大家介紹第二個案例。

這是居住在日本關東地區的小池賢治先生（化名．三十多歲）。

賢治是在大約七年前開始感到腰部異樣。起因並非像是閃到腰那樣劇烈，而是工作上的疲勞持續累積，導致腰部出現不適。

剛開始，他仍舊硬撐著繼續工作，然而隨著時間流逝，症狀也日益嚴重。最後，疼痛越演越烈，演變成需要一邊撐著腰才能行走的窘境，也開始造成工作上的不便。

三個月後，最糟糕的情形發生了。

當他一如往常早上睡醒想要起身時，腰部突然感到至今從未有過的劇痛，使得連起身都沒有辦法。

終於，賢治下定決心要到醫院接受治療，他拜託母親陪同到家裡附近的骨科就診。

但是，在經過醫生的診斷、做了X光等檢查，都沒有看到任何異常。當天只好先領了止痛藥，再經由醫院介紹，到較大的醫院接受CT（電腦斷層掃描）檢查。

然而，在第二家醫院接受精密檢查，也檢查出不出腰部問題。於是，第三家、第四家……為了尋求腰痛的治療，賢治便開始了逛醫院的行為。

賢治就這麼抱著死馬當活馬醫的心態，上網搜集各式各樣的相關資訊，把電視、雜誌所報導的腰痛專題通通都看遍了。當他在電視上看到有關本院聯合會診治療的專題節目時，他心想「就是這個！」

經過多家醫院求診之後，來到本院就診的時間點，大約是在五年前。剛來診療間的他，縮著偌大的身體，畏畏縮縮沒有一點自信。

與醫師或護理師交談時，也一直觀察他人的臉色，說話給人唯唯諾諾的感覺，沒有辦法自由自在地表達，似乎不太擅長坦率地說出自己的意見。

為了慎重起見，一樣替他做了精密檢查，仍舊找不出足以引起腰痛的骨骼或神經方面的疾病。然而，他的「VAS疼痛評估」結果卻落在七～九，屬於相當強烈的疼痛。

一旦透過精密檢查確認沒有問題，就有需要思考其他的方法。

而「BS-POP量表」結果，在滿分三十分的患者部分得分為二十三分；在滿分二十四分的治療者部分總分為十分。由於針對患者設計的量表分數很高，再加上骨科的診斷結果，判斷賢治有必要接受聯合會診治療。於是，賢治的聯合會診治療就這麼開始了。

利用寫日記審視造成腰痛的負面情緒！

「壓力日記治療法」客觀地審視自己

上頁是兩個案例到本院就診之前的來龍去脈。

那麼，他們究竟是用什麼方法，克服慢性疾病呢？讓我們先來看看美加的案例吧。

就如同先前描述過的一樣，她的腰痛過於嚴重，導致她無法行走。

就算如此，也不是動了手術就會好起來。根據 BS-POP 量表，我們判斷她就算接受手術治療，讓疼痛更加嚴重的可能性很高。

美加需要的不是透過手術把有問題的部位切除，而是要修正她偏離常軌的「疼痛接受度」。或者，將她持續傳遞錯誤「疼痛」信號的大腦，在不使用手術刀的前提之下，進行改善。

我們所採取的方法是讓美加採取「壓力日記治療法」（有關具體的寫法，請參照第 115 頁以後的內容）。

所謂的「壓力日記治療法」，是屬於聯合會診治療裡認知行為療法中的一種，從患者所寫的日記等內容當中，針對當事人的思考方式與行動做分析，有必要的話就得修正。

藉由寫日記，可以了解腰痛本身，以及促使或增減疼痛的要素。

雖然知道這個方法的人並不多，不過這種在治療疼痛時，導入寫日記的治療方式，在許多具有國際權威的醫學報告指南也強烈推薦的做法。

寫壓力日記時，必須讓病人紀錄下當天所體驗到帶有壓力的（負面的）事件，以及針對該事件的思考方式、感覺還有採取什麼樣的行動。帶有壓力的事件往往會令人感到憤怒、不安、悲傷，讓人想逃避或者忍耐。

根據美加的狀況，我們設計了「狀況」、「思考」、「行動」三個欄位，讓她自行填寫。

美加的日記（開始治療四個月）

	狀況	思考	行動
2月16日	每次傳訊息給男友或朋友，要是對方沒有馬上回覆，就會感到焦躁且流出油膩的汗水。	自己是不是被對方討厭了，對方是不是放棄我了。	因為一旦對方回訊息後就會立刻感到安心，所以會不斷地確認是否有新訊息的通知。
2月17日	去復健的時候，醫師問我「今天走了幾步？」還說了「復建加油喔！」	他一定是認為「我在偷懶」、「努力不夠」。	為了回應醫師的期待，今天也要努力復健。
2月18日	儘管今天復健的時候，刷新了自己的紀錄，走了十步，結束後疼痛卻更加惡化。	我的疼痛是情緒上的問題，要改善是很容易的。	因為疼痛所以動彈不得是理所當然的。在疼痛消失之前我要好好休息。
2月19日	一感到疼痛就會吃好幾次止痛藥。	身旁的人都不了解我的痛苦。他們一定懷疑「真的會痛嗎？」	只要吃止痛藥的次數增加，身邊的人就會了解我的痛苦了吧。

美加的日記（開始治療九個月後）

	狀況	思考	行動
7月20日	今天見了長久以來不願意有所交集的姊姊。	我最討厭很任性的姊姊。不想看到她的臉，希望她快點滾回家去。	實際試著和她聊了一下，意外地可以正常交談。我發現只要我不生氣，疼痛的程度就不會增強。
7月21日	男友說結婚後希望我能和他的父母同住。為了我他考慮要把家裡重新裝潢翻修一次。	我覺得太突然了，而且感到沒自信。男友的母親很可怕，但卻又不想被他討厭，不想被拋棄。	我試著鼓起勇氣對男友說「我還沒有自信，想要好好考慮再做決定，希望步調可以稍微放慢一點」，然後心情就輕鬆許多。
7月22日	男友沒有傳訊息來。	是不是討厭我了？我高攀他了。是不是造成他的麻煩了？	不確認對方的感受，是不會懂的。於是，我試著對男友表明我的不安，問他是怎麼想的，他說「我並沒有這麼想」。因此，我沒有「高攀」他，而是「對等的交往」。
7月23日	父親對我說「妳總是一痛就成天躺著，怎麼可能會好起來？」	我也不是因為爽才躺著！是因為很不舒服才會休息啊！差點忍不住暴怒。	我用冷靜的口吻回應「我現在很不舒服，讓我安靜地休息一下」、「這樣的話我會比較舒服」。

前面是美加一部分的壓力日記。從初診開始後四個月的日記，以及九個月的日記。重點在於她的「思考」、「行動」產生了什麼樣的改變。

我們發覺美加不舒服的原因「不在腰痛」

寫日記的好處是可以一眼看出轉變。

我已經事先去除掉有關個人資料的內容，相較之下，這兩份日記有很大的差異。

首先，在初診後的第四個月，2月16日的日記中，要是沒有收到男朋友或朋友回訊息，她就會感到不安，擔心起「自己是不是被對方討厭了，對方是不是放棄我了（思考）」，並採取了「不斷地確認是否有新訊息的通知（行動）」。

除此之外，在2月19日的日記裡，由於認為「身旁的人都不了解我的痛苦（思考）」，所以就服用更多的止痛藥，試圖讓身邊的人了解自己的痛苦（行動）。

由此可見，當她遇到狀況時，不是直接把自己的想法傳達給對方，而是不斷忍耐、壓抑自己。

然而，到了開始接受治療後的第九個，在7月22日的日記中，針對「沒有收到男朋友的訊息」這樣的狀況，就如同上頭所寫的「不確認對方的感受，是不會懂的。於是，我試著對男友表明不安的感受（行動）」，她改為採取「直接把自己感受告訴對方」這樣的行動。

甚至，在7月23日的日記當中，對於父親的責備，她變得能夠在不過度壓抑自己的情況下，直接向對方表達自己的想法「現在很難受，請讓我休息一下」。

我們在這個日記所重視的是這些變化。

我們認為，美加的腰痛一直未見改善，是因為**她無法把自己的想法告訴對方，只好一直忍耐最終轉為壓力，對腰痛造成了影響**。

也就是說，她畏懼與對方產生衝突，於是便會有「要是這樣說會不會惹對方生氣？」、「會不會受到責罵？」、「會不會被對方拋棄？」等想法，再加上總是往負面思考，並隱藏自己真正的感受，導致這些都成了壓力，影響了身體的疼痛。

像這樣慢慢可以好好傳達自己的心情，這可是很大的進步。

而美加不僅僅書寫壓力日記，她還會定期翻回去閱讀自己以前所寫下的內容。漸漸地她發現到：不知道怎麼了，總覺得問題好像並不出在腰部，而是過度負面思考。在看診時，她也會談論到這些話題。

從這裡開始，就是我們治療者介入治療的時候了。

接下來將一一說明美加的疼痛機制、因人而異的疼痛接受度，以及探討負面思考與疼痛之關係的研究。

當美加發現問題並不出在腰部，她便逐漸停止以手撐腰，開始藉由復健恢復因使用輪椅而造成的肌力衰退，和運用拐杖行走的訓練。

慢慢地往前兩步退一步。然後又再前進兩步，後退一步。這也是大部分長期受腰痛所苦的患者，都是藉由像這樣重複前進與後退的步驟，逐漸獲得改善。美加也是靠如此慢慢克服腰痛。

從治療開始經過了兩年以後，無論是她的疼痛還是VAS評估的數值，已經進步到二～三。儘管還是偶爾需要服用止痛藥，但已經可以自行開車出門買東西，和朋友一起享用美食了。

由於她本人表示「還會有一些不安」，因此現在還是每三個月會回來門診複診一次。幾乎沒有惡化的徵兆，她自己也為「對腰痛的不安感削減了很多」感到開心。

引起疼痛的真正原因

然而，為什麼美加會有慢性腰痛煩惱呢？可以先從她的生長背景分析。美加在家中三姐弟排行老二，她的姊姊在家裡附近一個人租房子。

由於美加的母親已經過世，她現在是和弟弟以及父親三人同住在家中。一直以來都是由美加負責做家事。責任感很重的美加無論是工作還是家事，都做得有條不紊。而且看到父親為了家中三個孩子們奮鬥的身影，覺得不可以帶給父親麻煩。

相較之下，她在外獨居的姊姊，不僅不需要擔心家人和家事，還可以自由自在地過生活。美加一方面很嚮往姊姊的生活，另一方面又對她抱持著反感。她的父親對於美加和弟弟都很嚴格，卻又縱容姊姊的任性。

我連自己想做的事都不能做，一直忍耐到現在，為什麼只有姊姊可以不受限制？每當開始比較自己與姊姊的狀況，就會湧現這種想法。不過，自己卻無法向任何人，坦率地說出這樣的感受。

也無法將自己的感覺對父親講明，也沒辦法告訴姊姊，她一直靜靜地忍受著這股憤怒。

她本來就不是個擅長陳述自己的意見、表達自我主張的人。

她常常會因腦中閃過「要是讓對方不高興怎麼辦？」、「要是惹對方生氣怎麼辦？」、「要是被對方討厭怎麼辦？」導致無法暢所欲言。

不僅是父親、姊姊、弟弟，就連對自己的好友、男朋友，都沒有辦法順利地表達自己的感受。

這就是長久以來一直持續累積的結果，身體無法再承受那些緊張、壓力失衡，就這麼反映在腰痛上。

至於為何不是頭痛或胃痛，而是腰痛呢？沒有人知道。有可能是因為她過去曾經罹患椎間盤突出，因此腰部可能算是在她身體當中較弱的部位。

於是我們知道，造成美加腰痛，是周遭環境導致的壓力或緊張，因此無論怎麼治療都不會有所改善。

在聯合會診治療中，除了讓患者正確了解腰部（協助病患理解，就算活動腰部也不會有問題），同時消除大腦所感受到的壓力，就能夠改善過度壓抑自我感受的傾向。

因此，必須試著把自己的不滿，婉轉地告訴父親或姊姊。對於朋友和男友，也不要覺得「要是這麼說，會不會被討厭呢？」先從嘗試傳達自己真實的心情和想法做起。

當不再壓抑自己的感受，越來越會表達以後，美加腰痛也隨之好轉許多。

儘管會花上一點時間，不過藉由書寫日記，可以明確了解遇到怎樣的狀況時，是否成功表明了自己的想法，再加上透過改變思考方式與行為方面的習慣，腰痛的情形也漸漸消失了。

這可說是把認知行為療法應用在腰痛治療上的成功案例。

行動上的逃避引起了疼痛

第二個案例中的賢治，也是藉由輔以「壓力日記」的認知行動療法，重新審視了自己的思考方式與行動，消除了腰痛。

同樣地，賢治也和美加相同，設計了「狀況」、「思考」、「行動」等三個欄位，讓他填寫。剛開始的第一個月，先讓他寫日記，然後一個月過後，再讓賢治和我們這些醫師一起進行回顧，就不斷地重複這樣的流程。也同時一一解決可能與腰痛有關的問題。

第74、75頁的表，是賢治接受治療以來，第三個月與第八個月的日記。

從壓力日記中可看出，和美加一樣，他也是不擅長把自己的想法告訴他人。我們認為這些轉成了龐大的壓力，引起了腰痛。

賢治的日記（開始治療後第三個月）

	狀況	思考	行動
9月20日	工作開始變忙了。	好忙，腰好痛。沒有變好的徵兆。可能只要休息就會好起來吧。	就算痛得不得了，也只有面對了，一定沒問題。
9月21日	被交付了工作。	大家都會請假只有我沒有。總覺得事情都是我這個腰痛沒完全好的人在做！腰好痛。	我一邊想著「現在還算有幹勁，所以沒關係」一邊工作。絕對可以克服這個腰痛。
9月22日	工作忙得不可開交。	從早上就開始腰痛。一想到「會不會沒辦法工作」就會感到不安。不過公司人手不足，也無能為力。	一定要有信心，絕對沒問題，自我激勵後，仍舊努力工作。
9月23日	上班。腰以外的部位也會痛，累積太多疲勞了，好想請假。	要是工作請假，可能會被其他人認定為廢人。	為了不要被當成廢人，只好不請假，努力工作。

賢治的日記（開始治療八個月後）

	狀況	思考	行動
2月11日	今天也要上班。	雖然腰痛得不得了，但還是無法請假。必須多多少少幫忙減輕大家的負擔。	老實說今天並沒有那麼忙，應該鼓起勇氣表明自己想要休假。
2月12日	跟家人說了工作上的不滿。	要是說想要休假的話，不知道會被人家說些什麼。可能會惹人家生氣也不一定。	說出了自己想說的話，覺得舒暢多了。也聽到了對方的想法。
2月13日	腰很痛，向公司說明了身體狀況，請假成功了。要來好好休養。	沒有人會覺得怎麼樣或說三道四。只要身體恢復，回去工作也會很順利。	好好休息過後，真的舒服多了，幹勁也來了。果然好好休息是很重要的。
2月14日	上班。今天狀況很好。	儘管忙碌，但有種累積很久的東西終於釋出的感覺，神清氣爽，工作起來幹勁十足。	說出自己想說的話，心情也很輕鬆，覺得工作也變得很有意義。

譬如，在9月21日和22日的行動欄位中，紀錄了「有幹勁，認為自己應該還行，仍舊工作了一天」、「要有信心，絕對沒問題，激勵自我，努力工作」。

很明顯地，他避免把自己的想法傳達給對方知道，打算硬撐過去。

然而在9月21日和22日的思考欄位中，「大家都會請假，只有自己沒有。總覺得事情都是我這個腰痛沒完全好的人在做。」、「從早上就開始腰痛。一想到會不會沒辦法工作而感到不安。」

儘管他寫下了不安的感受，卻沒有採取向對方表達感受的行動，變成逃避的藉口，這樣並無法減輕日常累積的壓力。

在開始治療後第八個月的壓力日記，可以清楚看出這些思想與行動轉變。讓我們來看看12日和14日的內容吧。

在行動這一欄他寫道「說出了自己想說的話，覺得舒暢多了。也聽到了對方的想法」、「說出自己想說的話，心情也很輕鬆，覺得工作也變得很有意義」，變得可以把自己的想法和意見告訴對方了。

在2月12日的思考欄位中，儘管他紀錄下「要是說想要休假的話，不知道會被人家說些什麼」這樣不安的情緒，仍舊沒有選擇逃避，好好地把自己的想法傳達給對方了。

也就是說，壓力日記的內容變成根據「試著說出自己的意見」這樣的思考，再加上採取了實際行動後，「試著表達自己的意見後，會有這樣的結果」。

在這個案例中，也是當賢治可以說出自己的想法後，不但壓力減輕，腰痛的症狀也逐漸改善。

從初診至今，過了三年。他的 VAS 評估結果幾乎降到〇，就算有也只是到一的程度而已，因此，他已經不需要再接受治療了。現在則是順著他本人的期望，每半年請他來報告一次近況而已。

過度負面思考的害處

賢治剛開始治療的時候，縮著身體一手撐著腰，表情既緊張又僵硬，現在也可以直挺挺地走進診間來了。

前幾天，恰好他前來赴約看診，還游刃有餘地笑著說「我前一陣子又把日記打開來看，當初的自己真的是負面到不行呢」。

那麼，就讓我們來看看他慢性腰痛的產生背景，以及成功克服的經過吧。

他在一個單親家庭長大，家中有三個兄弟，而賢治排行老二。自己家裡經營的是一家貿易公司，他自從高中畢業後便在家中幫忙，公司的經營者是大哥。

慢性腰痛的症狀，開始於他工作十幾年之後。當初的診斷為：因過勞所導致的腰痛。針對工作狀況一問之下，很明顯就是長時間勞動所造成。

後來才知道，其實在家人當中，只有賢治屬於長時間勞動的狀態。據說，當初幾乎沒有領到薪水。

原本就是爛好人的賢治，沒有辦法拒絕他人的請託。就算感到不滿，也不太會說出口。深知他這種性格的哥哥和弟弟，從小就會找藉口拜託賢治做事。然而，這樣的模式到了經營家族事業上，也是完全沒有改變。

賢治回顧當時說：「為了母親，不能放著家裡的生意不管，覺得這是一種責任感」。

工作最終對睡眠也造成了不好的影響。到了晚上，只要一躺下，工作上的事情就會浮上腦海。「要是工作做不完怎麼辦？」、「只要一說想休息，就會被大哥或小弟斥責」。

每當他這麼想，就會不禁緊張起來，導致睡不著覺。常常等他回過神來，天已經開始亮了。

要是遇到這樣的狀況，應該任誰都會覺得沒道理，只有自己受到不公平待遇。

但是，賢治不但沒有感到這些不滿，反而說：「因為從小時候就是這樣了……，我以為這是理所當然的。」

為人和善的賢治，在低廉的薪水和過度的勞動下，仍舊遭到大哥和弟弟呼來喚去，不知不覺中，他的身體漸漸地被壓力所侵蝕，最終就出現了腰痛。

無論是美加還是賢治，都是因為過度壓抑自己的心情，才會導致腰痛。但是，賢治的狀態，是因遭到親友利用所引起的。

要改善賢治的腰痛，也必須減輕其過於嚴苛的工作環境，以及來自兄弟的壓力。

因此，開始讓他練習表達自己的想法與意見。

藉由好好表達自己的心情來克服

聯合會診治療時，首先，我們請賢治定期地翻回去讀壓力日記，並且讓他從中舉出和腰痛有關的明顯問題點。接著，便針對從壓力日記中找出的問題，一一解決。

這個日記療法，是由身心精神科負責；腰痛評估（改善程度觀察），則由骨科負責。

賢治必須最先克服的是，「拜託大哥減少自己的工作量」。

根據他的背景來看，要他向身為經營者的大哥，要求減少工作量，對他來說是非常困難的任務。

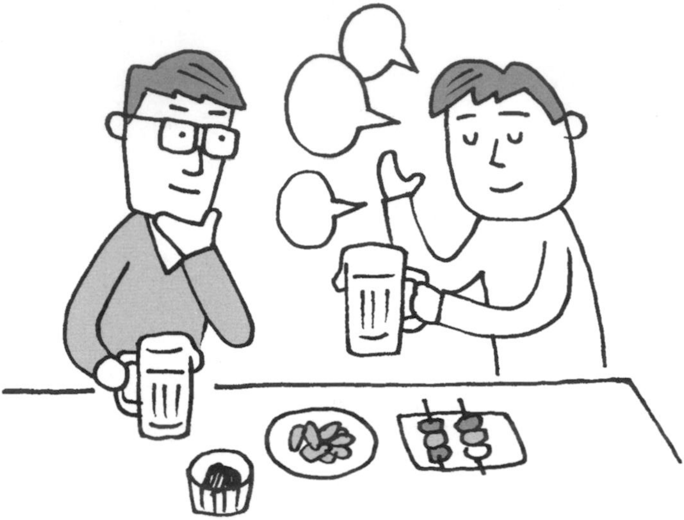

即使在只有兩個人獨處的時候，賢治也說不大出口。就這樣持續了好幾次，終於等到了絕佳的機會。

當賢治說出自己的想法時，他的大哥雖然看起來似乎有點驚訝，但仍能夠理解，答應要幫他重新調整工作量。

據說之後，賢治與哥哥因為有薪水相關的小紛爭，辭去家裡的工作，換到工廠上班之後，這些都成了他克服腰痛的正面因素。

即使到了新的職場，仍舊讓他回去閱讀以前的日記，尋找新的問題繼續進行挑戰。像是「交到很好的同事」、「工作結束後和同事一起去喝酒」、「向同事說出工作上的不滿」……。就像這樣，一起一一克服所有的難題。

至今一直只專注於工作，幾乎無法和朋友出遊的賢治，隨著和他人的交流越深，再加上他那體貼的個性，朋友也越來越多。

「一開始，我以為要是抱怨工作的話，不禁害怕『會不會被小看啊？』、『會不會被嘲笑啊？』，所以都說不出口。不過，當我試著說出口後，大家都和我有相同的感受，甚至會對我說『工作很辛苦的話，我可以幫忙唷！』」賢治把這樣的情形告訴我。

自從他轉換職場後，腰部的疼痛就越來越不明顯了。因為問題本來就不是出在腰部，所以，也自然接受了這樣的結果。

賢治現在是一家居酒屋的店長，即使一天到晚站在廚房工作，冬天的時候水泥地板非常的冰冷，會使身體受寒。即使處於會造成腰部負擔的情況下，他也毫無不安，持續地開心工作著。

曾幾何時疼痛成了「不可或缺的要素」？

在眾多患者當中，透過認知行為療法進行的壓力日記治療法，賢治是改善最為顯著，並且令人印象深刻的案例。

不過，光是憑我先前的敘述，還不足以剖析山賢治腰痛的真正核心，因此，我再繼續補充。

就如同前面的內容提到，賢治是個無法拒絕他人請託，就算遇上不合理的事情，也只會藏在心裡，毫不抱怨的男性。比起自己，會以滿足他人的需求為優先。

因此，造成他慢性腰痛症狀的元兇，可說就是壓力。

這就是問題所在。患有腰痛的賢治，當然無法維持以往的工作水準。對他本人來說，是「相當困擾的事」（壞處），相反地，在不知不覺中卻轉換成了一種好處。

也就是，就算不用直接對兄弟要求「希望可以減輕工作上的負擔」，只要說出「腰很痛」，就不會遭受家人責備，成功達成減少工作負擔的目的。

只要有疼痛，少一點工作也不會受到責難。如果是直接說「希望可以減少我的工作」，反倒會和家人產生衝突也說不定。但若是說：「腰痛」的話，家人也會比較難反對。

事實上，無論本人是否有意識到，一旦環境產生變化，大腦就會讓疼痛的狀況持續。「很痛所以沒辦法工作」、「因為很痛，希望他人順著自己」等等，疼痛可能會演變為一種「溝通的手段」。

這麼一來，對當事人而言，疼痛的意義就會開始改變。不再是「應該治好的症狀」，在某種層面上形成一種手段，成為「不可或缺的要素」。

然而，即便如此，腰痛獲得的好處，還是贏不了疼痛本身的壞處。

疼痛帶來的壞處，比日常生活中帶來的好處更大，果然還是很痛苦。應用認知行為療法的壓力日記，對於這些把疼痛當成溝通手段的患者特別有效。

賢治透過書寫壓力日記，發現自己總是避免把需求直接告訴對方。正因為有「疼痛」的要素，才能及早察覺到問題是出在傳達自身需求上。

該怎麼告訴對方自己的需求呢？另外，主張自己的意見會帶來怎樣的結果呢？該怎麼克服把自己的真實想法告訴對方，所伴隨的恐懼與不安呢？

我們一起共同思考，先由簡單的事物開始下手，一一克服了大大小小的難題。

我們也在賢治的治療當中，得到了很多收穫。也讓我們再度確定，對於許多慢性腰痛患者，聯合會診治療是非常有效的治療方法。在這層意義上，賢治的案例令我們印象深刻。

「認知行為療法」治療腰痛的六堂課！

為什麼利用「認知」能治好擾人的腰痛？

先前我向各位介紹了美加與賢治的實際案例。美加曾經痛到走不動，坐著輪椅前來看診，平時所累積的巨大壓力，造就了腰痛。

也就是**無法將自己的想法告訴對方，這份痛苦轉為腰部的疼痛**。可說是大腦下達了「腰＝痛」這樣的指令也不為過。

當她本人察覺到這樣的狀況，試著思考並正視壓力的解決方法，同時積極地接受復健，終於成功減輕了長久以來的腰痛。

另一方面，爛好人個性而且無法拒絕他人請託的賢治，也同樣因無法表達出自我意見的壓力，引起了疼痛。甚至，**把疼痛當作間接表達自我意識的手段**。

只要說「因為痛所以辦不到」，就可以拒絕他人的請求。在無意識中，利用了「疼痛」。

透過聯合會診治療，賢治發現了自己有這樣的傾向，漸漸地學著改變自己的做法，試著用疼痛以外的方法，傳達自己的想法。於是，當他越是可以不利用疼痛，學會溝通後，腰痛也慢慢地改善。

上述提到的兩位患者，並不是什麼特殊案例。我們藉由分析造成疼痛的原因，以及配合當事者的背景與原因進行治療，就會有所改善。當然，患者本人也是盡了很大的努力。

這兩位可以成功克服慢性腰痛（亦或者說漸漸克服），其實有一個共通點。

那就是「**面對令自己困擾的疼痛，並採取了對策**」。

所謂面對疼痛，並不是分析疼痛的種類，而是把焦點放在自己沒有察覺到，形成疼痛原因的壓力或痛苦。

大多與疼痛有關聯的壓力，都是來自患者長久累積，不知不覺養成的習慣，以及對於事物的偏差處理方式（思考與行動）。

即使在他人的眼裡看來，這樣的處理相當不合理，但對於當事人來說，是再自然也不過的作法。

因此即使處理方法本身有問題，當事人也不容易發現。譬如，就算身處於不合理的狀況下，對當事人來說可能是很自然的，相對於把自己的需求放在第一位，把自己視為最重要的，他反倒會感到罪惡。

這些自己不容易發現的處理模式，可以記錄在先前所介紹過的狀況、思考、行動日記，藉由客觀地審視，讓問題變得比較易於察覺。

讓這種**連自己也很難發現的壓力浮出水面的有效方法，正是名為「認知行為療法」的心理療法**。認知行為療法並不是新穎的治療方法，其實從以前就會應用在醫療案例上。

認知，是指對於事物的認識以及想法，會接收圍繞在我們周圍的各種資訊，作為判斷以及解釋的依據，這全都稱作「認知」。

針對所有認知到的刺激、資訊，我們的腦袋會思考、採取行動、產生喜怒哀樂等感情。而身體也會產生反應，有可能產生疼痛等症狀，也可能是以心跳加速、緊張到出手汗等反應出現。

此外，這些想法、行動、感情、身體反應，也會彼此相互影響，這就是所謂的「認知模型」。

舉個例子，我們來試想「在門診的候診區等待了一個小時」的狀況。這時候，你的腦袋自然而然會浮現的是「醫生不該讓患者等待」這樣的「認知（思考）」。

當你這麼想，就會產生不耐煩的「心情」，和憤怒的「感情」，於是受到這些情緒的影響，

認知模型

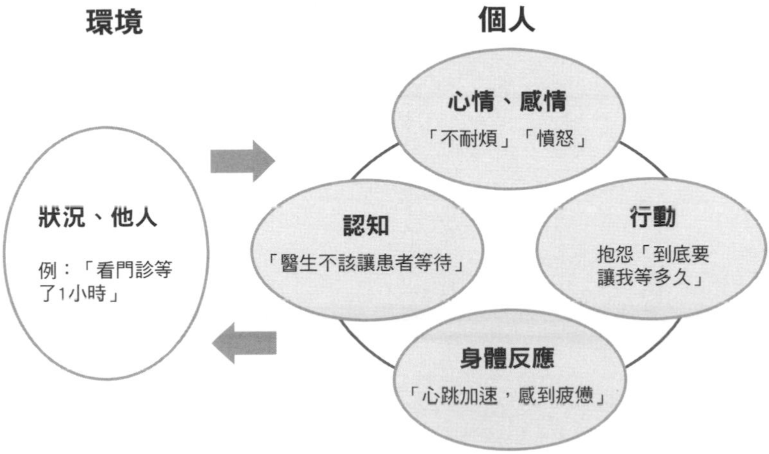
環境
個人
狀況、他人
例：「看門診等了1小時」
心情、感情
「不耐煩」「憤怒」
認知
「醫生不該讓患者等待」
行動
抱怨「到底要讓我等多久」
身體反應
「心跳加速，感到疲憊」

你就會採取到櫃檯抱怨的「行動」。

這麼一來，便會出現因心跳加速而導致的緊張與疲累等「身體反應」，甚至會招致與屬於「環境」的櫃檯人員或工作人員（他人）關係惡化，而出現糟糕的結果。

在這裡重要的是，無法自由選擇屬於個人部分的因素：「心情、感情」和「身體反應」，**不過「認知」、「行動」則是取決於自己**。

以剛剛的例子來看，針對在候診區等待一小時，轉換為「這是可以閱讀平常沒空看的雜誌的好機會」（認知），可以採取「去書架拿雜誌」這樣的「行動」。

結果，不但獲得閒適的心情，身體也得到放鬆，和「環境」得以維持好的關係。

患有慢性腰痛的共通點

在一九八〇年代，醫學界發現「認知行為療法」對治療慢性腰痛有效。要改善想法這種眼睛看不見的東西，似乎不是很科學，實際上，這可是受到國際矚目的治療法之一。

在二〇〇四年時所製作的歐洲腰痛診療指引當中，針對「慢性腰痛」建議使用認知行為療法；在二〇一二年所發行的《日本腰痛診療指南》，也提到了認知行為療法是有效治療方法之一。接著，就讓我們來看看，對於慢性腰痛有效的認知行為療法有哪些，以及在什麼樣的理論基礎下對腰痛有效。

導致疼痛轉為慢性的原因有很多種。

疼痛，除了身體上的原因等器質性（是指多種原因引起的機體某一器官或某一組織系統發生的疾病，而造成該器官或組織系統永久性損害）的因素外，和心理上、社會上的因素等也有所關連。這麼一來，光是靠手術刀的外科治療，絕對不會改善。

絕大多數擁有慢性腰痛的患者，都有幾個共通的問題。其中較為重要的是，心理上與社會上的因素。

每當說到心理上的因素，就會遭到誤解為「心理有問題」，其實並非如此，也不代表「心理很脆弱」。

只是「**慢性腰痛的患者，有共同的思考方式，因此形成容易引發疼痛的體質**」。

說得比較簡單就是「認知」問題，許多慢性患者都會產生「認知上的錯誤」。

例如，不少患者對於腰痛，都抱有以下想法：

◆不可以向後伸展，不然會導致疼痛增強。

◆腰痛會不會就這樣一直不好啊？

一旦「覺得很害怕，完全不敢動到腰部」、「避免會造成疼痛的動作」，就會大大地限制平常的生活。

假使一直持續下去，因疼痛所導致的不適，以及為了免於疼痛而喪失的社會性損失（如：不得不辭掉工作等），這些痛苦一旦累積，可能會陷入屋漏偏逢連夜雨的窘境。

當患者失去的東西越多，心情就會愈沮喪，也會變得越來越無法脫離那樣的狀況。最終陷入慢性的惡性循環，甚至會更沒辦法從疼痛中解脫。

認知行為療法將重點放在認知與行為上，藉由各種作法減少患者對腰部的不安（認知方面的錯誤），促進行動上的變化。再根據這些變化，加深其自信，斬斷疼痛的惡性循環。**透過行**

動，讓患者感受到「什麼嘛？沒事啊！」這就是治療的最終目的。

只要能成功抵達終點就結束了，也具有預防再度復發的效果。

「疼痛行為」會使疼痛更加惡化

當患者說出「好痛」、露出很痛苦的表情等，將疼痛的存在傳達給他人的所有行為，稱之為「疼痛行為」。

「吃藥」、「把手撐在疼痛的腰部」等等，也屬於疼痛行為，可說在幾乎所有的慢性腰痛患者身上，都能看到這些疼痛行為。

這個疼痛行為，一開始是針對疼痛的感覺所產生的反應，就算受傷等造成疼痛的原因消失，也會因與周圍的關係而強化、維持，是一種學習行為。

採取疼痛行為後，就會受到周遭的體貼對待及關心，往往疼痛行為就會有增加的傾向。當周遭的人對於疼痛的反應改變，當事人的疼痛行為也有可能會改變。

只是，老是依賴周遭的反應改變，並不值得信賴，應該想想自己是否可以做點什麼。

此外，為了改善慢性腰痛，有意識性地減少疼痛行為也很重要。

疼痛行為的範例

- 露出痛苦的表情
- 訴說疼痛的情形，喊痛
- 撫摸疼痛部位，拖著腳走路
- 工作請假
- 尋求藥物
- 去醫院就診

疼痛行為恐怕會導致慢性腰痛症狀惡化。

「靜養」為腰痛患者不適合做的行為。

一旦「採取疼痛行為」，大腦就會感受到和其行動同等的疼痛錯覺，試著調整為相同的水平。同樣地，當周圍的人體諒當事人，大腦也會產生同等程度的疼痛。

為了改變這樣的傾向，必須讓患者把意識集中在可以熱衷、好好享受的事物上，就會很有效果。無論是繪畫、演奏樂器還是閱讀，什麼都可以。

建議在每一天的行程裡，安排一點點時間，投入在自己喜歡的事物上。

撇開疼痛，把焦點放在自己享受的事物上，這就是認知行為療法最重要的重點。

接著，我們針對患者的常見「疼痛行為」進行說明，那就是「靜養」。

乍看之下，應該是對腰痛治療很好的行為，但在患有慢性腰痛的情況下，如果不活動，反而會導致肌力降低、關節僵硬、關節活動度下降、血液循環也會變差。

我們的腰部等運動器官，其所組成的骨骼、肌肉、關節夠穩固，才可以維持健康。所以當肌力減退、關節不易活動的話，當然會對骨骼和其周圍的組織產生負荷，使得腰痛二度惡化，延長疾病的不適。

一直持續靜養休息的話，也會引起心理上以及社會上的問題。

不得不長期向學校或公司請假，只要這樣的狀況不斷持續，便會引起是否會被朋友或公司孤立的不安和孤獨感。

另外，大多數的患者會在休息的時候，反覆回想疼痛。

一直思索著「只要沒有這個疼痛就好了」、「為什麼只有我得承受這麼嚴重的疼痛……」（反覆思考），大腦也隨之疲憊，容易陷入憂鬱狀態，對睡眠也會造成影響。

也就是說，**患者認為很好的休養，有時候反而會讓病情更加惡化。**

大多有慢性腰痛的人，會採取的「思考壞習慣」

擁有容易引起慢性腰痛體質的人，往往特別容易對於疼痛做出過度反應，這和當事人原本的思考習慣有很大的關係。

思考的習慣會因人而異。接下來，將針對認知行為療法先驅的精神科醫師 Aaron Temkin Beck，所提出的十種常見於慢性腰痛患者的思考習慣，進行介紹。

❶「不是黑就是白」的極端思考

明明有時候並不會痛，卻總是說「疼痛持續一整天」。當腰不會痛時，就盡全力的運動。當疼痛產生就沮喪，完全動也不動，像這樣毫無中間值，不是一百就是〇，常常用非黑即白來下判斷。

❷過度概括性（以偏概全）思考

一旦有過服用止痛藥成功減輕疼痛的經驗，就會認定「不吃止痛藥，疼痛就一定不會改善」，往往只憑著偶然的經驗或建議，進行判斷，認為那樣的狀況就是全部。

❸心理上的憂慮

當遭到他人否定，或事情進展不順利，就會只專注在負面的資訊上，不去看正面的事物。

儘管疼痛有所改善，卻不願正視，反而會一直想「可是疼痛還在……」、「要是疼痛能夠改善……」等。

❹負面思考

就算當天沒有疼痛，「今天只是湊巧狀況比較好而已」，這樣悲觀的思考。就算有好事發生也不願意肯定，只會一直負面思考。

❺過度判讀／預測錯誤

「要是抱怨工作辛苦，就會被當作懦弱的人，而受到輕視」。對於持續過久的疼痛「這麼痛，我一定是得了什麼很嚴重的絕症」。

就像這樣，往往會過度解讀的行動、言語，以及各種事物，引導出悲觀的結論。

❻擴大解釋與過低評價

「比起他人的疼痛，我的疼痛比較嚴重」、「那個人會失敗只是因為運氣不好，自己的失敗則是能力不足造成」等等，過度彰顯負面的事物。

❼ 情緒性地下判斷

像是「要是疼痛不減輕就無法行走」、「疼痛和不安不改善，就沒辦法去工作」等等。在毫無根據的狀態下，就情緒性地下判斷。

❽ 自我要求高

認為「不管是陪女兒看病，還是母親的照護接送，全部都應該由我來做」、「要做就應該做到最好」，要是做不到就會感到莫大的罪惡感。

❾ 貼標籤

受到自己既有的印象、標籤所束縛，判定「自己無法忍受疼痛」，實際上就算不痛也會看不到可以做的事。

❿ 自責思考

強烈的歉意，像是「我的腰痛造成母親困擾」等，認為所有的原因都是自己造成的，甚至連對方的責任也扛下。

這些都是患者各自容易會有的思考模式。透過日記，可以找出自己符合哪幾種，也可以作為了解自己「思考習慣」的契機。

透過紀錄，了解自己的思考方向

認知行為療法的流程為，先分析病患對於疼痛所作出的行為，以及採取該行動的原因，找出認知上的錯誤之處，並探討為何會有錯誤的認知，尋找出思考上的壞習慣。

不過，這過程相當繁複，而且要改變習慣也不是件容易的事。

畢竟，那些思考的壞習慣，是當事人從過去到現在各種經驗累積而成的結果。

除此之外，為了遠離壓力和痛苦，只要是自我保護的應對模式，基本上在過去曾經派上用場，因此較不容易發現問題。

儘管如此，修正思考上的壞習慣，並不是不可能的任務。

這時候可以派上用場的是自我監控（紀錄），我們所採取的手法就是「日記療法」。

日記療法包含了紀錄一整天疼痛變化，與當日服藥狀況的「疼痛日記」，以及寫下實際發生的事物、想法，特別是負面的情緒與行為的「壓力日記」，還有寫下一整天行動的「活動日記」等，有許多不同的種類。

本章介紹的美加和賢治所寫的是「壓力日記」。壓力日記是用於了解病患思考上的壞習慣，並進行修正，具有很好的效果。在認知行為療法當中，壓力日記屬於標準的治療方法。

慢性腰痛並不是可怕的疾病

慢性腰痛既不屬於持續惡化的疾病，也不是癌症、心臟病等要命的疾病，因此以疾病而言並不恐怖。

只要把纏繞在患者身上的線，一條條抽絲剝繭，就可以克服疼痛。

在此，來一一破解腰痛演變為慢性腰痛的原因。

❶ 體驗到（器質性或機能性的）疼痛（例如，閃到腰）。

❷ 原本就對疼痛抱持悲觀的思考模式與行動（要是產生疼痛就會痛得受不了）。

❸ 做出疼痛行為，避免與疼痛相關的狀況（例如，拖著腳走路）。

❹ 會因家人體諒、工作請假等狀況，導致疼痛行為增加。

❺ 越是拒絕運動，身體的機能就會降低。再加上處方藥的副作用（想睡、暈眩、注意力無法

集中、體重增加、浮腫、視覺障礙等等），讓本來就不是很好的身體更加惡化。

❻靜養會使得活動範圍縮小，不但將失去人際關係等社會性的連結和角色，也會喪失自我管理的能力，心情也會陷入沮喪，疼痛更加增強。

這就是慢性腰痛的「真相」。

只要有強烈的「想要克服腰痛」意志與動機，再搭配日記療法，要脫離疼痛苦海並非不可能。

一個人在家也能做的腰痛伸展運動

盡量活動筋骨

那麼，就讓我們開始做改善慢性腰痛的訓練吧。

首先，必須先透過測驗了解自己腰痛的類型，進行腰部的暖身運動。

就連與大腦機能障礙有關的慢性腰痛，接下來訓練要介紹的認知行為療法也能適用。

課程❶、❷屬於剛開始的慢性腰痛練習。

課程❶ 了解自己的腰痛類型

針對你的慢性腰痛，是否屬於適合藉由本書所介紹的訓練（認知行為療法），進行簡單的確認。

課程❷ 做「腰部訓練運動」

為了克服疼痛的不安，必須透過做運動來活動腰部。

課程❶ 了解自己的腰痛類型

一開始請各位確認自己腰痛的類型。

如同前面所提過的，大多數慢性腰痛的患者，都不是腰部有問題，而是大腦某部分的機能障礙所導致。即便如此，也有真的問題是在腰部。因此，請確認，你的腰痛是否屬於和大腦機能障礙有關的類型。

方法有以下兩種，一種是由福島縣立醫學大學醫院骨科開發，稱為「BS-POP量表」測試，另一個，則為以繪畫的輔助的測試。有關「BS-POP量表」，可以翻回第一章第49頁再複習一次。

〈測驗的方法〉

◆**BS-POP**

1. 回答❶到❿題，從「否」、「有時候」、「總是（普通、辦得到）」等選項中，圈選出符合自己的答案。請不要想得太難，選擇「自己是這麼感覺」的選項即可。
2. 答題結束後，把畫圈的答案分數加總。

「BS-POP」測驗得分超過十五分以上，其慢性腰痛可能與腦部機能障礙有關。

相反地，滿分低於十五分的人，請進行下一項測驗。

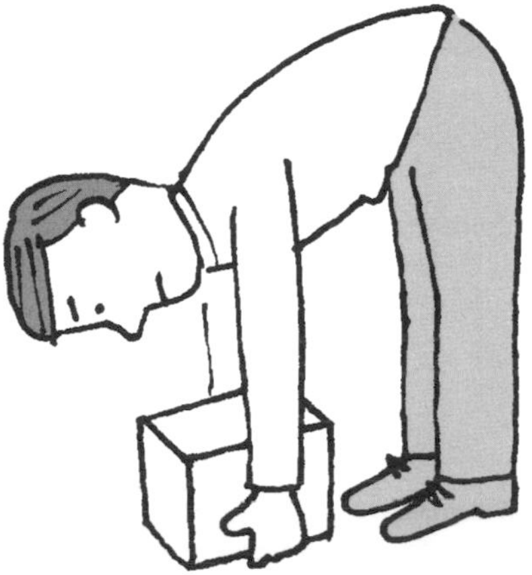

◆軸以繪畫的測驗

請試著說出看到上面這張圖的第一印象。

這張圖帶給你什麼樣的第一印象呢？

有沒有覺得「很痛」？或者自己腰也怪怪的，好像要跟著痛起來的感覺？

「對！就是那樣！」點頭表示贊同的人，他的慢性腰痛仍舊有可能與腦部機能障礙有關。

順帶一提，沒有腰痛困擾的人，看到這張圖並不會有任何的感覺。

接著，將介紹對慢性腰痛的人很有效的伸展運動。請試著做做看。

課程❷做「腰部伸展運動」

患者常常都會問我們：「做什麼運動比較好？」然而，老實說，我們也不是很確定。

運動可以有效改善慢性腰痛，這是千真萬確的事實。

但是，究竟什麼樣的動作，要做到什麼樣的程度，具體的方法、次數，都還處於在實驗階段。

我們都會回答患者：「坊間出版了很多『腰痛體操』的相關書籍，只要不是太奇怪的體操，基本上做哪一種，效果都差不多」。**只要選擇自己認為「可以持續做下去」的運動**就好。

不過，如果光只是這樣講，就稱不上課程，因此在本書中，會向各位介紹我們醫療中心骨科　脊髓外科的白土修醫生獨創的「腰部運動」。

另外，在此申明一個重要的前提。本書中所推行的課程（認知行為療法）當中，並非透過運動的效果達到治療目的。

有慢性腰痛煩惱的人，仍會殘存著過去的疼痛記憶，對於疼痛的感覺也會較為敏感。只要稍微有一點痛或對疼痛感到不安，就會過度反應，產生更強烈的疼痛。運動主要目的在於，讓患者實際了解到活動腰部也不會怎麼樣，使他知道自己沒問題，找回自信心。

因此，讓自己習慣這個運動很重要。

做完運動後，可以記錄在日曆上、記事本上。另外，透過設定目標，像是如果持續運動一個月，就給自己一個獎勵，也會很有效。

至於獎勵，可以是喜歡的甜點，也可以是適合自己狀況的出遊旅行。設立持續一週這樣的目標，如果成功達成，可以得到精神上的成就感，這也屬於另外一種獎勵。

這就是最簡單的認知行為療法。

做運動必須注意的要點只有一個，就是千萬不能勉強。

本書並不會討論究竟要做幾次運動。當進行訓練時，只感到輕微疼痛的強度、次數，就是最適合的程度。絕對不要勉強自己，疼痛一增強，就請立刻停止。

大多數慢性腰痛患者，做任何事都很拼命。儘管這樣的態度很好，但是如果超過自己的能耐，反而會讓症狀更糟。

尤其是運動，勉強絕對不是好事。以「有點痛但舒服」、「伸展肌肉、筋骨，很舒服」為標準就好。

如果隔天仍舊感到疼痛，就表示可能運動過度，建議先稍微減少強度和次數。

那麼，就讓我們來看看，什麼是「腰部運動」吧。

〈腰部伸展運動〉（請參考第 106 頁）

伸展因不動而僵硬的肌肉和韌帶，增加柔軟度。

❶ 腰、背、腹部的伸展

仰躺，臉朝上躺下，抱住單腳膝蓋，往胸部靠近，左右交換伸展。

❷ 大腿內側伸展

仰躺，單腳往上抬，彎曲、伸直膝蓋來回活動，左右交換伸展。

〈消除早晨僵硬伸展操〉（請參考第 107、108 頁）

有些人白天都沒事，就只有早上起床活動的時候會感到疼痛。這是因為肌肉僵硬所導致，所以建議早上醒來，先做一下這個伸展運動。

〈強化肌肉〉（請參考第 109 頁）

這個動作可以強化腹肌與背肌。

❶ 強化腹肌

臉朝上躺下，收下巴，慢慢抬起上半身到四十五度停止。上半身抬不起來的人，只要盡力就好。

❷ 強化背肌

臉朝下躺下，把枕頭放在肚臍下。下巴擺止，慢慢提起上半身到距離地面十公分處停止。上半身抬不起來的人，只要盡力就好。

〈伸展運動〉

伸展因不動而僵硬的肌肉和韌帶，增加柔軟度

❶ 腰、背、腹部的伸展

仰躺，抱住單腳膝蓋，往胸部拉近，左右交換伸展。

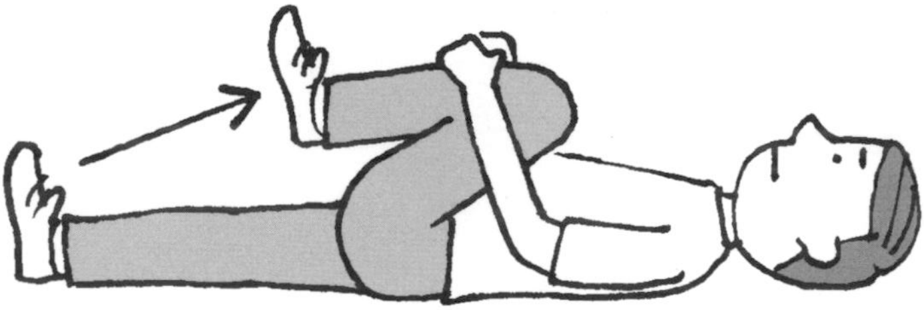

❷ 大腿內側伸展

仰躺，單腳往上抬，把膝蓋伸直、彎曲來回活動，左右交換伸展。

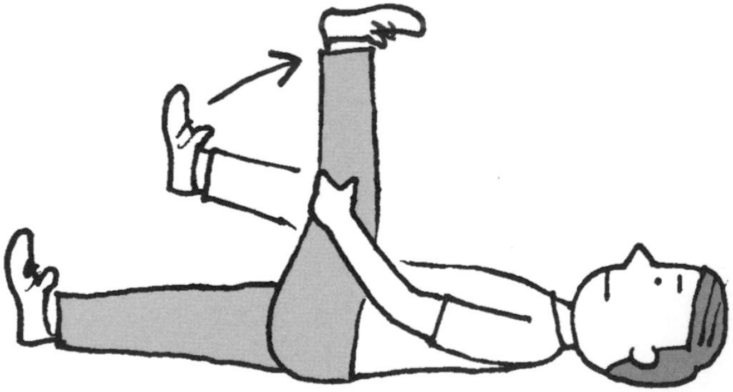

〈消除早晨僵硬伸展操〉

消除肌肉僵硬，適合早上醒來做的伸展運動

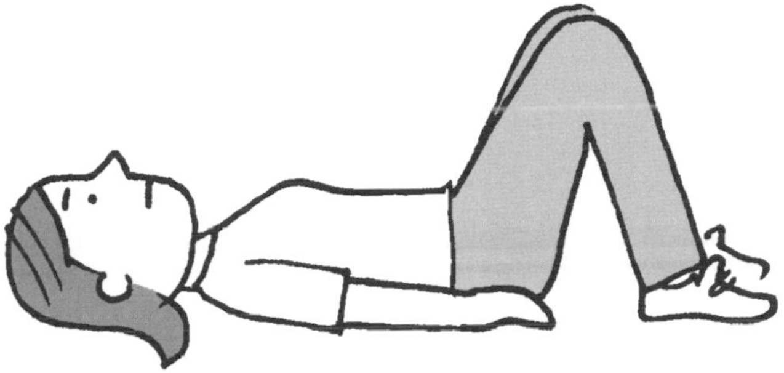

❶ 臉部朝上躺下，兩個膝蓋彎曲成 90 度，慢慢地用腹部呼吸。

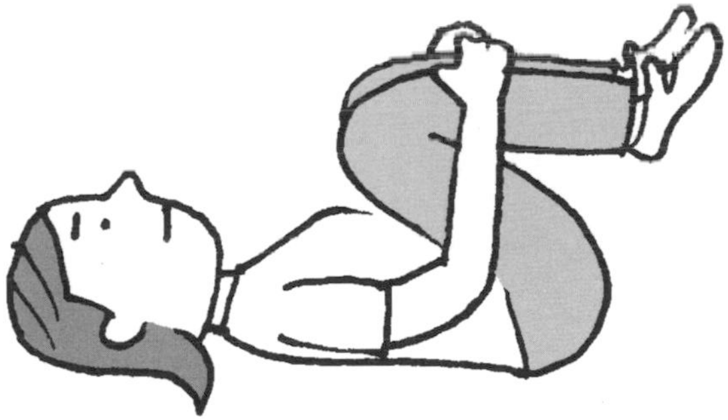

❷ 將雙腳膝蓋抬起，雙手抱住膝蓋向胸前下壓。

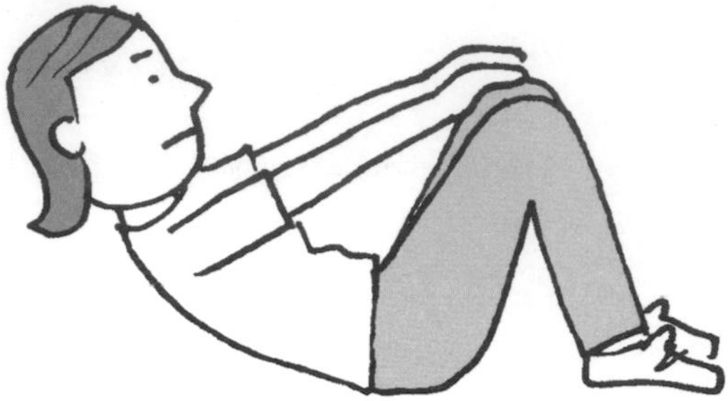

❸ 在不勉強的前提下，把上半身抬起。

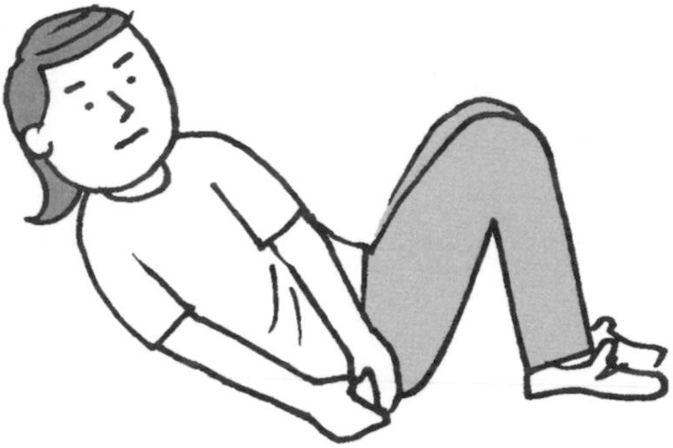

❹ 和 ❺ 一樣抬起上半身，並旋轉身體。左右交互伸展。

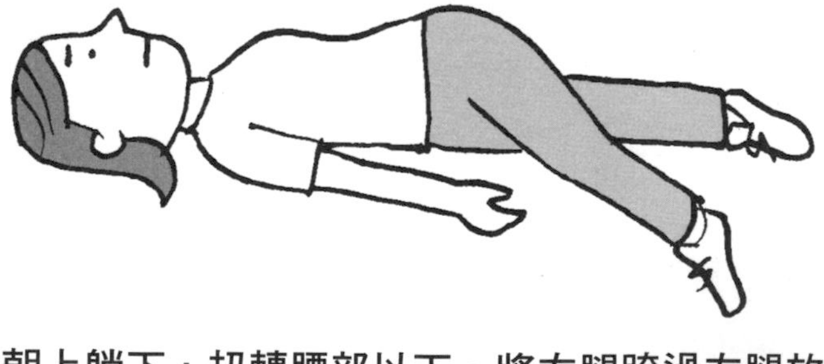

❻ 臉朝上躺下，扭轉腰部以下，將左腿跨過右腿放置右方，上身保持平躺。左右交互伸展。

〈強化肌肉〉

這是可以強化腹肌與背肌的運動

❶ 強化腹肌

臉朝上躺下，收下巴，慢慢抬起上半身到 45 度停止。上半身抬不起來的人，盡力就好。

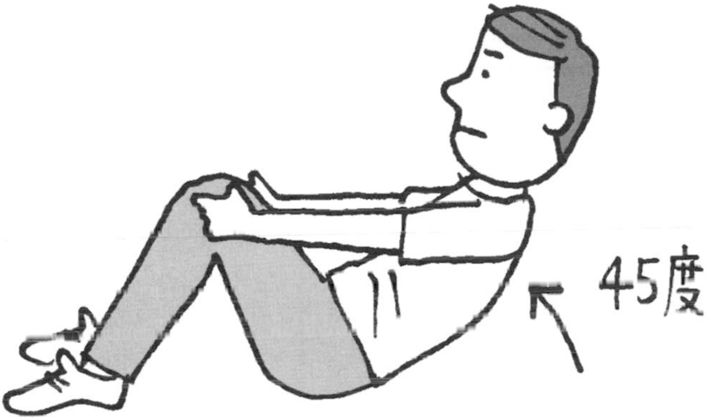

❷ 強化背肌

臉朝下躺下，把枕頭放在肚臍下。下巴擺正，慢慢提起上半身到距離地面 10 公分處停止。上半身抬不起來的人，盡力就好。

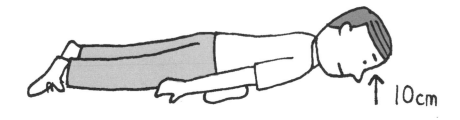

一個人居家也能做的腰痛檢視課程

日記的重點在於反覆確認「書寫→分析→改變行動」

針對持續做了前面所介紹的「腰部伸展運動」，而腰痛卻沒有明顯改善的人，建議書寫在本章介紹案例時提過的「壓力日記」。

內容都很簡單，就只是反覆寫和分析「壓力日記」而已。可以按照接下來的課程，❸～❻的順序進行實踐。

在開始寫日記之前，請藉由在本書第32頁介紹過的「自覺壓力調查表」，確認一下壓力的現狀，這可以幫助檢驗日記的效果。

課程❸ 寫「壓力日記」

把對於平時發生的事和腰痛，浮現什麼樣的想法，採取什麼樣的行動，寫在日記上。

課程❹ 分析「壓力日記」

每次寫日記時，針對內容進行分析。辛辛苦苦寫的日記，不好好回顧一下，就前功盡棄了。在此將透過分析日記的內容，來探討什麼是令患者疼痛感增強的「思考壞習慣」、「行為壞習慣」。

課程❺ 修正思考方式與行動的壞習慣，並且實踐

針對在課程分析過的「思考壞習慣」、「行為壞習慣」，思考修正的方法，並加以實踐。

課程❻ 檢驗日記的效果

透過回顧前一篇日記，看看「思考」、「行動」有沒有改變，腰痛有沒有變化，檢視日記的效果。

那麼，就讓我們來了解，在課程❸～❻中「壓力日記」的具體應用方法吧。再次向各位強調，重要的是「書寫→分析→改變行動」。

課程❸ 寫「壓力日記」

壓力日記適合無法藉由前面課程❶、❷改善的腰痛。

藉由書寫「壓力日記」，幫助分析究竟造成慢性腰痛的原因「思考的習慣（認知偏差）」為何。總之，日記是為了蒐集自我分析而寫。

會用到的只有文具和筆記本而已。

文具可以用黑色的鉛筆、原子筆，還是紅色或藍色的原子筆等等，自己喜歡的樣式。

筆記本的樣式也不限。無論是B5大小的筆記本，還是更小本的日記本也可以。

日記的內容必須包含以下五項：

◆日期

◆狀況（討厭的事、帶來負面感受的事物）

◆思考（當下的想法）

◆行動（當下所採取的行為）
◆回顧（修正想法和行為的壞習慣）

在「狀況」的欄位中，寫上當天所發生的事和行程。

寫下當天發生的所有事太麻煩了。這是「壓力日記」，所以要以紀錄「自己認為討厭的事物」、「帶來負面感受的事物」為主就好，因此沒有一定要每天都寫。

在「思考」的欄位中，根據前一欄的「狀況」，寫下自己當下的感受（悲傷、不安、生氣、不耐煩、疲累等）與想法（覺得抱歉、要是自己再體貼一點就好了、不可原諒等等）。

把自己的心情完整的記錄下來。

在「行動」的欄位中，寫下自己針對發生的「狀況」，所採取的行動。

舉例來說，「家人都因為工作的緣故還沒回來，我只好自己做飯一個人吃」、「原本想要出門，但是當時在下雨，所以就打消這個念頭」、「早上起來覺得腰很痛，一整天都窩在床上」。

先前舉過美加與賢治的實際案例中，我們醫生都有確認過他們所寫的日記，並且給予建議，不過並不代表一定要拿給誰看。就算一個人也可以執行「壓力日記」，這時候需要的是「回顧」的欄位。

回顧記錄在「思考」、「行動」欄的內容，寫下當初應該怎麼做會比較好，對於客觀地自我分析相當有效。

關於日記的書寫，有一個條件請務必遵守，就是「內容不可以過度誇飾、扭曲，只能寫原本真實發生的事情」。

透過之後回顧自己的行動和感受，「壓力日記」可以作為分析造成疼痛延長的原因，尋找是否有解決慢性腰痛的線索。

由於不是要寫給別人看的，所以沒必要掩飾，自由地寫下事實和心情吧。

壓力日記範例

	狀態	思考	行動	回顧
●月○日	旅遊時，受朋友之託，幫忙買了當地名產，朋友叫我幫忙送到他家。	儘管有點麻煩，不過這麼做可以讓朋友開心，因此必須幫他送到家。	幫朋友送名產到他家。	
▲月△日	每當和住在隔壁的弟弟打照面時，弟弟不是裝作沒看到，就是一臉厭惡。	好討厭，不想見到他。	盡量不在可能會碰到弟弟的時段出去。就算碰到了，也默默地轉頭走掉。	
■月□日	母親住在療養院裡。	要是不常常去看她，就會遭到母親責備。	天天帶著母親想要的東西去探望她，盡可能滿足她的要求。	

課程❹分析「壓力日記」

定期回顧寫下的「壓力日記」。無論是每隔一天、隔三天或隔一週都可以。檢視一下自己以前寫的內容。

回顧的效果在於，不會受到書寫當下的自己干擾，可以更客觀冷靜地閱讀。

另外，也比較能看出自己處理不擅長狀況（會因哪些狀況而容易變得負面等）、面對負面事物反應（當心情不愉快時會有什麼樣的想法、行動等）時的傾向。

〈分析〉

最開始的重點為：閱讀日記內容，確認當中是否有壓抑自己、過度忍耐、隱藏自己感受的部分。

壓力日記，最重要的就是找出避免和周遭產生衝突的逃避行為模式。

譬如說，第119頁的●月〇日發生了：出遊代買的名產，遭到對方要求「送到」家裡。■月口日則是：為了把母親想要的東西送到照護機構，每天都得去探望。

這些都是「（因為怕遭到對方討厭）而把自己的需求往後擺，以對方需求優先」這種逃避行為。

甚至，在▲月△日也是，出於害怕而不想與弟弟碰面的行為，以及「就算遇到也默默地走掉」都可說是逃避行為。

要排除已經成為習慣的逃避行為很困難，這是因為逃避行為會為短期帶來很大的好處。只要採取逃避行為，就可以暫時性地消除害怕遭到對方討厭的不安與恐懼。

但是，以長期來看，會容易遭到對方利用，不受到尊重，也難以維持對等的關係，會產生當自己需要協助時，卻無法向他人開口的壞處。

透過壓力日記，來尋找並檢視逃避行為吧。並且，思考「這個狀況，當初要是怎麼做會更好」，寫在「回顧」欄內。

從這個日記範例來看，針對●月○日的部分是「下次要跟他說：『可以自己來領嗎？』。而▲月△日是「盡可能碰面，帶著微笑向他打聲招呼」，■月□日則是「探望頻率減少到一週一次」。

找出並分析自己針對什麼樣的狀況會採取逃避行為，然後藉由每次的回顧，思考當時應該怎麼做會比較好。

重複以上步驟，在「壓力日記」上是很重要的。

壓力日記案例（回顧）

	狀態	思考	行動	回顧
●月○日	旅遊時，受朋友之託，幫忙買了當地名產，朋友叫我幫他送到家。	儘管有點麻煩，不過這麼做可以讓朋友開心，因此必須幫他送到家。	幫朋友送名產到他家。	為什麼都已經幫忙代購名產了，還得特地送到朋友家不可？下次要請他「自己來領」。
▲月△日	每當和住在隔壁的弟弟打照面時，弟弟不是裝作沒看到，就是一臉厭惡。	好討厭，不想見到他。	盡量不在可能會碰到弟弟的時段出去。就算碰到了，也要默默地轉頭走掉。	再這樣下去關係會越來越差。雖然不喜歡弟弟，不過還是可以盡可能碰面，帶著微笑向他打聲招呼。
■月□日	母親住在療養院裡。	要是不常常去看她，就會遭到母親責備。	天天帶著母親想要的東西去探望她，盡可能滿足她的要求。	總而言之先放手把母親交給照護工作人員，干涉降到最低。探望頻率減少到一週一次。

課程❺ 修正思考方式與行動的壞習慣並且實踐

在課程❺當中，為了採取不同於課程❹分析過的逃避行為動作，必須針對思考方式進行修正，也就是實際執行寫在日記「回顧」欄位中的內容。

日記療法是否有效，這是決定性的一步，修正思考方式的程序如下。

◆總是覺得「不可以拜託別人」。

↓試著「拜託別人」。

◆發現自己會有「腰很痛，所以就不和朋友去吃午餐了」這種傾向。

↓「機會難得，就算只是花個三十分鐘左右喝杯下午茶，也要去」。

無論是哪一種形式，一開始修正自己的想法，難免會感到恐懼和不安，實踐起來也很不容易。

不過只要能踏出一步，心情上會怎麼轉變呢？挑戰至今不斷逃避的事物，成功的話，自己應該也會替自己感到自豪。

採取不同於過去自己的行動時，必須注意，建議先從「**可以確實達成的小目標**」開始。

如果覺得「不可以拜託別人」，先「拜託」家人還是摯友等關係密切的人做些什麼吧。相較於拜託其他人，難度相對較低。

原先認為「腰很痛，所以就不和朋友去吃午餐了」，改為「機會難得，就算只是花個三十分鐘左右喝喝茶，也要去」，儘管時間短暫也試著行動看看如何？

要採取不同於長久以來習慣的行為，實踐完全相反的行動，不安是一定的，要向前踏出一步也很辛苦。

一旦腦中浮現「要是讓對方不開心怎麼辦？」、「我承受不了」等等，就會更難踏出那一步。然而，**只要成功採取了別於以往的行動，體會到「其實也不難嘛」，就可以實際了解到自己以前的顧慮，只不過是想太多罷了。**

漸漸地累積這樣的經驗，就能化為大大改善的助力。

持續採取不同於過去逃避的行為，實踐個半年至一年，心情不但會明顯改變，在待人處事方面也會產生自信。

為了減少下意識採取逃避行為的習慣，剛開始先從自己認為簡單的事下手，慢慢地挑戰吧。

〈對付十種模式的方法〉

有時候寫了「壓力日記」、也分析了，卻無法改變行動。在思考方式上可能有改變的阻礙。請根據前面在第93頁介紹過的十種模式中，找出與自己最相近的類型，嘗試對應的對策。

❶「不是黑就是白」的極端思考

屬於完美主義者，往往期許自己任何目標都能達到百分之百，因此應該針對這一點進行改變。以家事為例，不要一口氣全部做到位，而是劃分出小目標，今天打掃，明天洗衣服，建議選擇按部就班的方法。每做完一部份，就會獲得一些成就感，因此比較可以持續。此外，不要什麼都要求達到百分之百，請把標準降低到百分之六十至七十左右。

❷過度概括性（以偏概全）思考

這類型的人，有只要經歷過一次挫折，就認為自己「總是失敗」的傾向，針對這樣的類型建議可以將失敗數據化。具體來說，就是一天當中失敗所耗費的時間。假設為三十分鐘，若工作時間為八小時的話，表示九十四%是成功的。像這樣，以數字來表示，就不會一味地以偏概全，硬挑出問題點。

❸從別人口中得到讚美

把注意力放在自己的長處，或者就算感到疼痛也可以做的事物上吧。作法為：先訪問朋友和家人自己的優點，請他們列舉出你的優點。藉由這個形式，可以客觀地重新認識自己的好。

或著，回想自己過去經過一番努力獲得成功的經驗，試著寫下當時為什麼會成功，以及自己具有哪些資質才華、成功因素等等。

❹負面思考

這個想法的共通之處在於「正面」→「負面」這樣的順序。

只要修正成「負面」→「正面」就好了。譬如說，原先覺得「今天不怎麼會痛，只是湊巧今天狀況比較好而已吧」，變更為「可能是湊巧狀況比較好，不過今天不怎麼痛，說不定是因為我好起來了」。只要按照「負面」→「正面」的順序思考，就可以有效消除負面的要素。

❺過度判讀／預測錯誤

自以為「要是這麼說會被討厭」、「要是這麼做會被嘲笑」等等，而裹足不前。這個時候可以想想看，如果自己是站在朋友的立場，會怎麼說對方，應該就會發現其實只是自己過度解讀罷了。

❻擴大解釋與過低評價

太容易受到「主觀」左右的傾向，因此建議排除主觀，只要敘述單純的事實就好。例如，把「那個人的疼痛很輕微，而我卻很嚴重」改成「那個人覺得痛，我也覺得痛」；把「那個人會失敗只是運氣不好，而我失敗就是因為無能」換成「那個人會失敗的原因是時間來不及，我會失敗的原因是沒有準備好文件」，像這樣必須重視事實。

❼情緒性地下判斷

具有擅自把原本沒有直接關係的「感覺」、「感情」和「行動」相互連結。對於「疼痛」的感覺、感情，或許會影響「行動」，不過這並不是真正的「原因」和「結果」。

舉例來說，平常因為疼痛而出不了門，要是有人說「今天外出就可以拿到一億日元賞金！」就算依舊很痛，還是會出門吧。儘管這個例子很極端，還是請大家試著想想看「疼痛並不是不能外出的原因」。

❽自我要求高

這個類型的人在事後，會想「早知道當初應該那麼做」、「明明應該這樣做卻沒做到」。

每當這個時候，都會浮現罪惡感，容易責備自己。充其量只是因為你習慣了那樣的行為模式，才會認為那麼做是理所當然的。

就好比「太晚了明明不應該吃宵夜卻吃了」，這是因為你有在深夜吃零食的習慣。所以，在責備自己之前，先想想該怎麼改變這樣的習慣比較好。如果每天晚上都會忍不住吃零食的話，就不要把零食放在顯眼或容易拿的地方。

另外，對於他人也是一樣。當無法接受對方的行為時，不要想「他應該怎麼做才對！」而是「要是可以……會更好吧」、「期待對方……」，對方一定也有他習慣上的苦衷，才會那樣做。只要像這樣修正思考方式，就可以避免把自己逼到牆角。

❾ 貼標籤

不要擅自認為「自己是廢人」，應該試著想想「自己雖然不夠好，不過說不定也有好的一面。對於他人，也不要妄下定論「那個人沒救了」，而是改成「那個人雖然有些部分很不ok，不過也有不錯的一面呢」，這樣多面向的思考會比較好。

❿ 自責思考（把過錯和責任都攬在自己身上）

這類型的人往往會認為「都是自己的錯，讓對方不開心」，會替對方瞎操心，甚至幫對方背負他該負的責任。然而，對對方來說，感到不愉快或困擾，都是可以幫助他反省自我的學習機會。在對方沒有要求協助或建議的情況下，沒有必要特別負這個責任。

課程❻ 檢驗日記的效果

每當發生「覺得不愉快」、「感到負面情緒」的事，就要寫在壓力日記上，然後針對過去的日記，進行回顧與分析。

寫壓力日記一個月後，請再翻回第32頁的「自覺壓力調查表」，檢視一下自己壓力的狀況。最初回顧時找出的有「異樣」和「落差」的行動與想法是否有改變？腰痛的情形有沒有轉變？如果「自覺壓力調查表」的得分減少，就表示日記療法發揮效果了。如果總分依舊很高，代表還有沒發現的問題尚未解決。

這樣的話，建議再度確認一次從以前寫到現在的「壓力日記」。

有時候，就算寫了壓力日記，光靠自己不見得找得出問題點。如果不介意的話，可以請家人或朋友幫忙看，一起確認自己究竟逃避何種行為，也是一個方法。或著，把自己寫的日記拿給諮詢師看，這個方法也很不錯。

「壓力日記」療法中，必須反覆回顧和修正找到的「想法和行動上的壞習慣」。只要成功修正思考和行動上的壞習慣，腰部的不安就能得以減輕。

如果做「腰部訓練運動」後疼痛仍未減緩的話，建議實施日記療法。

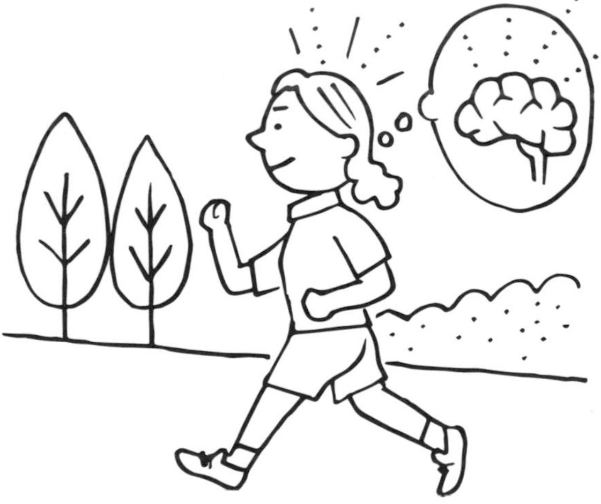

第3章

醫界最新發現！大腦與疼痛的關係！

疼痛引起的腦部變化，會釋放止痛效果！

疼痛研究眾說紛紜，醫界正在抽絲剝繭

所謂的疼痛，就好比飛機的「黑盒子」一般神秘。

過去醫生和研究人員耗費了半世紀以上的時間，從未間斷的研究為什麼受傷或生病時會產生疼痛的這個謎題。然而，就算是科學進步的現代，當患者問到：「什麼是疼痛？」我們也無法清楚地回答，因為至今仍無法掌握疼痛的全貌。

此外，阻撓研究的其中一道牆，就是「周圍的人無法了解」，也就是說很難客觀地掌握疼痛的意思。

疼痛和其他發燒、高血壓、濕疹、出血等症狀不同，無法用肉眼看到、透過客觀檢查得知。只有透過感受到疼痛的本人描述、表情、或者用手包覆著疼痛處，周圍的人才可能發現「啊，這個人現在會痛」。

另外，就算受傷的程度一樣，有人會感到強烈的疼痛，也有人不太會痛。或許，不易感到

疼痛的人，可能本來就對疼痛的耐受度比較高，不過就算是同一個人，當他專注在做一件事的時候，並不會感到疼痛，可是只要他一回過神來，就可能會不禁喊「啊，好痛……」。此外，多數人也會因狀況的不同，對於疼痛的感受度也會有所改變。

儘管疼痛仍然存在著很多謎，但由於許多研究人員投注了熱情、龐大的時間與經費，持續研究之下，也得到了不少結果。

根據這些成果，疼痛治療也大大地向前邁進。用藥物麻痺負責傳導疼痛的神經，藉以達到「止痛」效果，這種「神經閉鎖療法」已經相當普遍，而止痛藥的種類也有非常多的選擇。

然而，透過閉鎖療法運用在手術進行時，也能相對安全。像是手術時，抑制疼痛的麻醉技術也是功不可沒；癌症所導致的疼痛，也能適切的使用醫用麻藥，減輕了不少痛苦。除此之外，也開始了導入最先進技術的研究。

以往的疼痛研究，大多以探討為何會產生疼痛這個部分為中心，即所謂「疼痛機制」、「特定出疼痛物質」、或者是「開發阻止該物質運作的藥物」等等。

相對於這些研究，近年來也開始出現，把焦點放在大腦與疼痛之間關係的研究。稱為「腦部復健的認知行為療法」，有關從大腦治療疼痛的方法，也進行了許多科學性的檢驗，陸續有新的報告出爐。

因此，在第三章，我將針對大腦與疼痛研究的現在與未來，盡可能向各位解說。

疼痛傳導的兩種路徑

各位受傷的時候，都會感覺到「好痛！」對吧。

這個時候，大家可能都覺得是受傷的地方在痛，不過事實並非如此。受傷的患部只是傳達了「這裡的組織損壞」這條訊息，實際上發出感到疼痛訊號的是「大腦」。

那麼，疼痛究竟是怎麼感覺到的呢？就讓我們來解讀這個機制吧。

當身體受到某種損傷時，負責傳遞消息的訊號，會遍佈體內四面八方的神經。

神經當中，有較為龐大、包含腦部與脊髓等的「中樞神經系統」，與由交感神經和副交感神經構成的「自律神經系統」，還有「末梢神經系統」等三種。

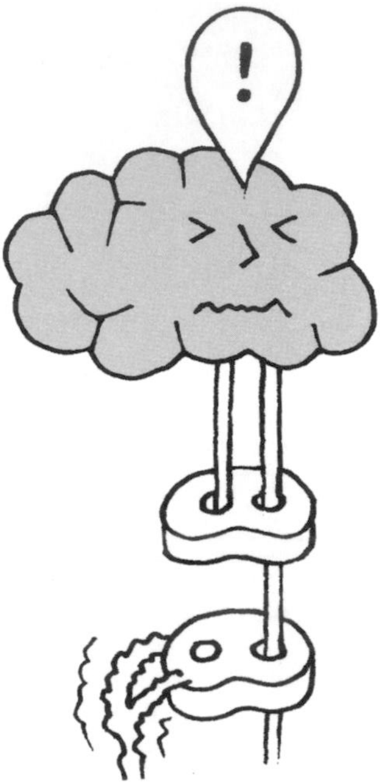

當撞到或被尖銳物品割到，導致組織損壞時，最先接收到刺激的是位於末梢神經前端的感應器，稱之為「侵害感受體」。這個情報會迅速地傳導到末梢神經，最終由脊髓傳到大腦。

刺激的傳導方式有兩種路徑

其中一種為末梢神經中較粗的「Aδ纖維（Aδ-fiber）」負責傳導的路徑。可以瞬間感受到刺激，快速地把資訊傳送到中樞神經。另外一種，則是藉由較細的C纖維傳導的路徑，其傳導刺激的速度會比Aδ纖維慢一些。

像是摸到燙的東西時所感到的瞬間疼痛，是經由Aδ纖維的路徑傳導；而肌肉疼痛或受傷之後的刺痛，則是由C纖維負責傳導。

這兩種纖維所傳送到情報，會透過脊髓傳送到大腦，轉換成疼痛訊號。這個時候，就會針對「哪裡有多痛（正確掌握疼痛的場所）」、「是否屬於具生命威脅的疼痛」等進行判斷。

除此之外，還有因「疼痛物質」所引起的疼痛。

因受傷或生病而損傷的組織會產生，前列腺素、組織胺、緩肌肽等生理活性物質。這些物質一旦與神經表面的受體結合，就換轉換為電流傳導至大腦。

順帶一提，受傷後傷口的紅腫、發熱，以及因疾病而產生的發熱，都是由這些物質的作用所導致。

停止這些生理活性物質作用，可以用非類固醇消炎止痛藥（NSAIDs），其種類繁多，有將近一五〇～二〇〇種。

其最具代表性的第一號作品為——阿斯匹靈。誕生於距今一百年以上的一八九七年，由德國科學家發明，可說是歷史上最暢銷的藥物。

根據狀況的不同，疼痛的感覺也會改變

關於「疼痛」，以往的研究都是以開發副作用更少、效果更好的止痛藥，以及研究不易引發疼痛的療法為中心。

這些研究當然也仍然在進行中，另一方面，我把焦點放在「疼痛」與「大腦」關係的研究，也正在持續。

其中一種研究是運用大腦的影像，嘗試客觀地讀取疼痛。確實，如果可以透過影像「看到」疼痛的種類以及程度，對於診斷疾病和確認治療效果會很有幫助，對患者來說也是好事一件。

「請看，您的疼痛減輕了這麼多呢！」

像這樣藉由影像進行說明，就會比較好理解。

另外一種是利用心理測驗等，調查大腦運作中情緒（喜怒哀樂、不安、恐懼等情感變化）與疼痛之間關係的研究。

然而，為什麼科學家會想到把重點聚焦在大腦運作，剖析疼痛的機制呢？

這是因為先前介紹過的「疼痛物質或細胞，因受到損傷而產生的刺激，所引發的疼痛」，已經無法解釋疼痛的緣故。

舉個有趣的例子。第二次大戰的時候，在義大利的野戰醫院裡，有一位負責治療傷兵的美國籍軍醫。

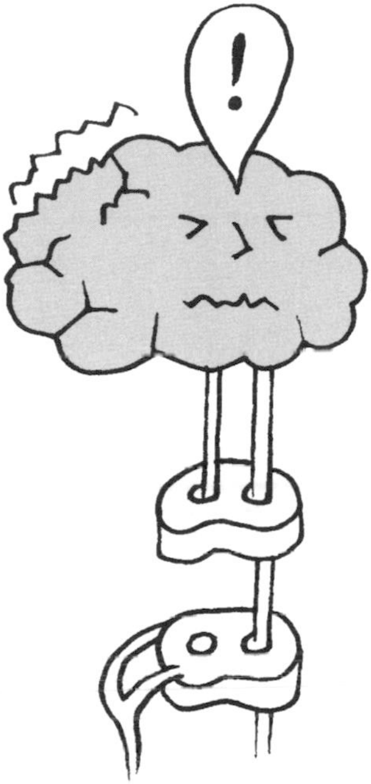

當他四處詢問受重傷的士兵們：「是否需要嗎啡止痛？」向他要嗎啡的人僅佔三十％。

然而，戰爭結束後，同一位醫師在一般的醫院，問受同樣程度重傷的患者相同的問題時，有超過八成的患者都希望醫師能用嗎啡替他們止痛。

這究竟是怎麼一回事呢？體驗到這個不可思議經驗的醫生，針對這樣的現象進行了分析。由於士兵和患者受傷的程度相同，照理說士兵和普通的患者一樣要求嗎啡，並不奇怪。然而，士兵們正因為受了重傷，就可以不再到戰爭前線打仗，不必再次受到會喪失生命危險的恐懼。**因此受傷反而提升了他生存的可能性（好處），有可能導致他們較不容易感受到疼痛。社會性的狀況，改變了疼痛的感覺。**

也就是說，要了解疼痛的本質，不能光只是著重在疼痛的傳導方式和其原因物質，更重要的是，必須針對大腦是如何接收疼痛的情報、會受到什麼事物影響使其增強或減輕，進行調查。因此，大多數科學家認為，慢性疼痛是解開這道謎題的關鍵。

疼痛就是身體的危險徵兆

我們認為，「無論是急性疼痛還是慢性疼痛，只要是疼痛一定有其原因」，如果沒有因就不會有果。只是「現代醫學還沒有破解」罷了，所謂「無風不起浪」。

慢性疼痛是指，就算造成疼痛原因的組織損傷已經痊癒，只剩疼痛感覺卻仍然存在；或者，曾經消失的疼痛，因為某個原因又再度感覺到的現象。

本來，疼痛是用來避免生命危險與痛苦的警訊，為了讓患者活得更好，是我們大腦與生俱來保護身體的機制。

可是，大多慢性疼痛的患者，因嚴重的疼痛而無法外出，不能工作、喪失食慾……等等，造成了許多生活上的困擾。

原本要保護身體的機制，卻反過來危害身體？

事實上，**不能把急性疼痛和慢性疼痛放在同一個模式思考，必須切換成「慢性疼痛有自己的原因」並不是「急性疼痛沒治好才演變成慢性疼痛」**。因此，就會自然而然地想到和大腦之間必定有關聯。

思考疼痛和大腦之間的關聯性時，有幾個重要的關鍵字。**比方說「腦內啡」、「下行性疼痛抑制系統」、「多巴胺系統」**。

首先，我從「腦內啡」開始說明讓大家了解。

止痛關鍵字❶ 腦內啡

提到「嗎啡」很多人都保持著負面的印象，認為那是一種會產生依賴性的麻藥，讓人墮落的危險物質。

但事實上，嗎啡卻是醫療現場不可或缺的重要止痛藥物。主要是用在癌症止痛上，在美國也會拿來當作類風濕性關節炎、蛀牙的止痛藥。

或許有人會感到意外，從歷史上來看，嗎啡在被人當作麻藥使用以前，曾經是作為治病藥物。製作嗎啡的材料——鴉片，在古埃及被拿來作為止痛藥和安眠藥使用。後來，其提振情緒的作用受到矚目，才會以麻藥這種反社會的藥物廣為人知。

嗎啡可以止痛，是因為嗎啡會跟大腦或脊髓中的受體（鴉片類受體）強力結合，抑制神經將疼痛傳導到大腦。

讀到這裡，多數人會感到疑問。為什麼沒有使用嗎啡的人腦，會具有和嗎啡反應的受體存在呢？

這是因為我們的體內，本來就有類似嗎啡的物質，是一種叫做「腦內啡（β內啡肽、腦素等等）」的神經傳導物質。

腦內啡是由維繫生命、掌管重要作用，存在於腦部的「下視丘」，當大腦感到疼痛或痛苦時釋放出來，達到止痛效果。

其效果相當強烈，遠超越嗎啡的數倍。我們從出生那一刻起，就具有保護身體免於痛苦的

「強力武器」。

舉例來說，參加馬拉松時，在長距離跑步當中，會讓情緒越來越高昂的「跑者愉悅感」，正是因為腦內啡的運作所致。

剛開始跑長距離馬拉松的時候，感覺到風的吹拂，心情也許會變得很好，然而當越跑越久，就會開始產生負荷。

一感到這樣的壓力，大腦就會下達「分泌腦內啡」的指令，於是就會釋放出許多腦內啡，引起「跑者愉悅感」的現象。

其他，像是緩和針灸等刺激造成的疼痛時，也和腦內啡有關。當我們感到「好舒服」、「好爽快」、「好幸福」等「愉快」情緒的時候，也會釋放腦內啡。

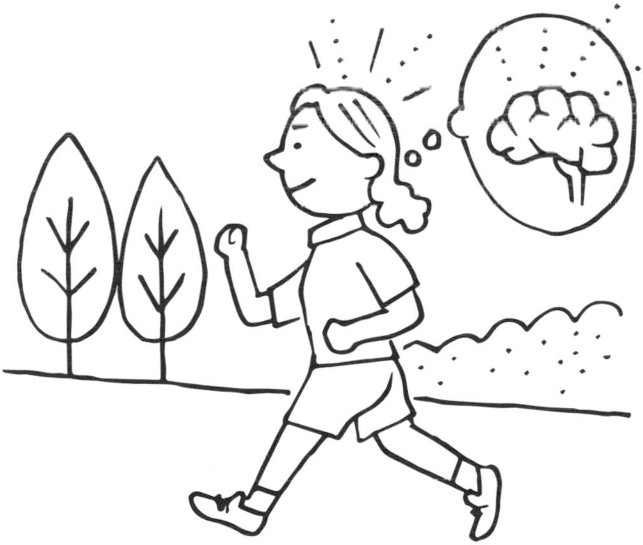

止痛關鍵字❷ 下行性疼痛抑制系統

第二個關鍵字是「下行性疼痛抑制系統」。顧名思義，是一種由腦下達指令，來抑制疼痛的機制。是由大腦往脊髓向下行進，因此稱為「下行性」。

從身體各處傳入「組織受到損害」的刺激，會在中樞神經轉換為疼痛情報，進入位於下視丘隔壁的「中心灰質」。

中心灰質是一個神經細胞集中的地方，會根據進來的情報，判斷疼痛的強度與狀況，下達釋放意志疼痛情報傳達的去甲基腎上腺素、血清素的指令，藉此緩和疼痛。

最初發現「下行性疼痛抑制系統」機制的背景，是在距今半世紀以前的一九六〇年代後期。還因此登上了世界知名的科學雜誌《科學》期刊，而引起了廣大的迴響。

「下行性疼痛抑制系統」抑制疼痛的作用之強，一點也不會輸給腦內啡。據說某位研究人員，以電流刺激老鼠腦中的中心灰質，就算不使用麻藥，也可以在無痛的情況下進行開腹手術。

至於為什麼會形成這種止痛的機制，這是從人類演化過程中獲得的「技能」。

為了瞬間判斷感覺到疼痛究竟是好是壞，本能地選擇較好的那方，所以才會有這個機制的產生。

我以淺顯易懂的運動為例說明。無論是足球、棒球，還是橄欖球，選手在比賽中，難免會和對方產生激烈的碰撞，有時候甚至會受傷、骨折。有些選手就算骨折了，也完全沒發現，一直持續到比賽結束為止。

就算骨折也能繼續比賽、競爭，是因為有目標或者勝利等緣故，有可能會刷新紀錄、說不定就可以因此獲得勝利（伴隨勝利而來的報酬和名譽）。

這個時候，下行性疼痛抑制系統就會開始運作，分泌去甲基腎上腺素或血清素，讓人類不容易感覺到疼痛。

相反地，當比賽結束後，會突然痛起來，這次是為了通知傷者「身體受到了損傷，快讓我休息吧」。

另外，像是遭遇到火災等高度生命危險的緊急事態時，就會發揮平常無法想像的力量。這個時候就算身上受了傷，也不會有「很燙」、「很痛」的感覺，這是因為下行性疼痛抑制系統正在運作的緣故。

然而，這個機制很容易受到情緒波動的影響。「不愉快的情緒」，也就是當感到情緒低落、不安的時候，壓力會造成大腦機能低下，本來應該啟動的下行性疼痛抑制系統也會隨之停止。

正面的情緒會使其活躍，負面的情緒則會造成停止。因此，下行性疼痛抑制系統又被稱之為疼痛的「閘門」（控制疼痛的門）控制處。為什麼會引發閘門控制呢？這是因為下行性疼痛抑制系統，是受到大腦內部負責掌管心情的伏隔核、島葉、扣帶迴等部分控制的緣故。

止痛關鍵字❸ 多巴胺系統

下行性疼痛抑制系統除了去甲基腎上腺素、血清素之外，也和其他物質有關，就是「多巴胺」。多巴胺有「幹勁荷爾蒙」的稱號，是一個與運動荷爾蒙、慾望、學習等相關的神經傳導物質。當量過多就會引起「思覺失調症」，量過少又會得到巴金森氏症。

多巴胺來自中腦的腹側被蓋區，與去甲基腎上腺素、血清素相同，都是當大腦感到疼痛時會分泌出來。分泌量會和疼痛的強度成正比，越強烈的疼痛就會釋放出越多的多巴胺。

多巴胺的功效不在直接抑制疼痛，而是刺激「伏隔核」，促進腦內啡的分泌，來控制疼痛，這就是稱為「多巴胺系統」的機制。

多巴胺不只針對疼痛方面的壓力，也會因好聞的香味、舒服印象、喜歡的音樂或食物等等，而促使其分泌。芳香療法的止痛作用，正是多巴胺系統的應用。

相反地，一旦產生不安、恐懼等負面的情緒，對於疼痛情報的反應就會變遲鈍，導致不容易產生腦內啡。

多巴胺系統

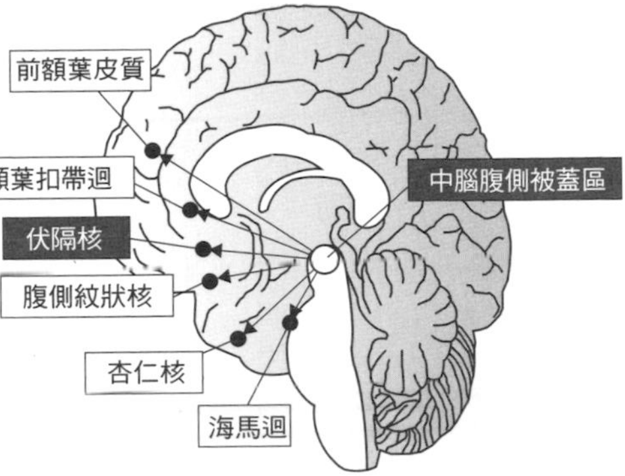

疼痛刺激	壓力／憂鬱／不安
↓	↓
多巴胺的釋放增加（中腦腹側被蓋區）	多巴胺釋放減少（中腦腹側被蓋區）
↓	↓
腦內啡增加（伏隔核）	腦內啡減少（伏隔核）
↓	↓
下行性疼痛抑制系統活化	下行性疼痛抑制系統機能降低
↓	↓
疼痛減輕	疼痛增強

壓力等原因，會造成多巴胺系統無法正常運作。

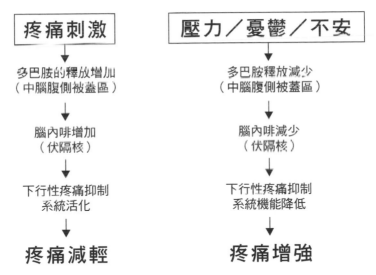

負面情緒會抑制體內釋放止痛藥

從這三個關鍵字可以看出什麼呢？把剛剛的說明整理後結果如下。

一旦產生不安、恐懼、憂鬱等負面情緒，多巴胺系統就會無法正常運作，於是便無法生成腦內啡、去甲基腎上腺素、血清素等抑制疼痛的神經傳導物質，而下行性疼痛抑制系統的機能也會隨之降低。

曾經歷過的疼痛記憶形成創傷的患者，往往會陷入「要是又痛起來怎麼辦」、「因為害怕所以沒辦法做這個動作」等等狀態。

由於容易產生這些不安、恐懼等負面情緒，因此許多疼痛（抑制）系統就會停止運作，導致對於疼痛比普通人來得敏感，感到更強烈的疼痛。

然後，當疼痛持續，活動就會受到限制，會出現與外界接觸減少的「困擾」。接著，又再產生負面的情緒，疼痛又再度增強。

這樣的循環不斷，就會無法逃出慢性疼痛的魔掌。

當我們醫師要對患者說明引起慢性疼痛的機制時，往往會有使用「心因性」這個字眼的傾向，因此常被誤解為「意志薄弱所致」的人。不過實際上，並不是這個意思，而是只要某種機緣，就可以讓惡性循環無法成立，所以絕對不是患者「意志薄弱」的緣故。

也因為這樣，就算腰痛，光是治療腰部是不夠的，必須重視「大腦的止痛機制」才行。

在慢性腰痛當中，是先有腰痛，還是先出現止痛機能降低，因人而異。我認為恐怕兩者之間的關係複雜，引發難以治療的慢性腰痛。

疼痛改善，大腦也會產生改變

會影響腦部的慢性病

最近，針對前面提到的三個關鍵字，究竟和大腦的哪部份會產生關聯，帶來什麼樣的影響等等，開始進行腦部影像解析的嘗試。

其中一篇是由美國的腦生理學家 Apkar Vania Apkarian 教授所發表的論文。二〇〇四年他發現慢性腰痛的患者比一般人腦部灰質體積少。

灰質屬於中腦的一部分，神經細胞密集，不只疼痛，和情緒也有關係。

最近還針對究竟是前額葉的「哪一個部分」與疼痛有關，進行更進一步的研究調查。結果發現，DLPFC（背外側前額葉）、顳葉、島葉、杏仁體、海馬迴、扣帶迴等數個部位，具有體積減少的可能性。

DLPFC 與刺激傳導到大腦的路徑有關。接收到疼痛情報的神經會興奮，並製造出微弱的電流，把情報傳送給下一個神經。然而能夠具有抑制神經興奮作用的，就是 DLPFC。

顳葉與語言、記憶、聽覺有關，島葉則和幹勁荷爾蒙、多巴胺的分泌有關，而杏仁核跟情緒、記憶有關，海馬迴與扣帶迴也是和記憶有關。

此外，加拿大的 David A Seminowicz 教授在二〇一三年的論文當中，發表了**對於灰質體積減少的慢性腰痛患者，施以腦部復健的認知行為療法，其減少的體積有部分恢復。**

MRI（核磁共振造影）的進步，造就了這些影像研究。

一提到影像檢查，大家往往會想到鮮明呈現身體部位的狀況的 X 光、CT（電腦斷層掃描）等等，而 MRI 的實力不僅如此。

MRI 可以掌握到當身體接收運動刺激、五感的刺激時，大腦的活動變化，也可以間接地由大腦血流量的變化，觀察到腦部的活動。

透過實驗確認腦部機能與疼痛的關係

福島縣立醫學大學醫院的骨科、身心醫療科，也正在研究腦部運作與疼痛之間的關係。

二〇一四年發表了我們所開發的 BS-POP 量表測驗（請參照第49頁）與 MRI 影像之關聯研究。

協助我們進行研究的是前來本院骨科就診的二十一位慢性腰痛患者。

首先，請他們做 BS-POP 量表評估，再根據結果分為心理性、社會性要因較強的人，以及較弱的人兩個組別，進行 MRI 影像的比對。

結果發現，心理性、社會性要因較為強烈的組別（十一人），與接受一般治療就足夠的組別相比，其伏隔核的機能有較為低落的傾向。

中腦腹側被蓋區所分泌的多巴胺會由伏隔核接收，而伏隔核機能低落，被推斷是抑制疼痛的系統產生了某種問題所致。

由於多巴胺系統無法順利運作，因此也有可能會導致欲望低落、難以獲得成就感。

然而可惜的是，光憑這個研究並無法判別「是因為伏隔核機能降低才導致慢性腰痛」還是「先慢性腰痛才導致伏隔核機能低落」。只不過確定這兩者似乎是有深厚的關係，如果再更進一步研究的話，或許會出現新的真相也說不定。

不僅僅是慢性腰痛，**我們利用 SPECT（單光子電腦斷層掃描）觀察腦部血液流動狀態，以及 MRI 觀測腦部機能，發現有八十八%慢性疼痛患者的大腦血液循環不佳。**

此外，針對協助我們實驗的患者，進行聯合會診治療後，發現其腦部血流有增加的情形。

在罹患慢性腰痛的情況下，大腦會有怎樣的反應，並以何種方式和疼痛產生連結，正漸漸

開始進行聯合會診治療後，腦部血液流動增加

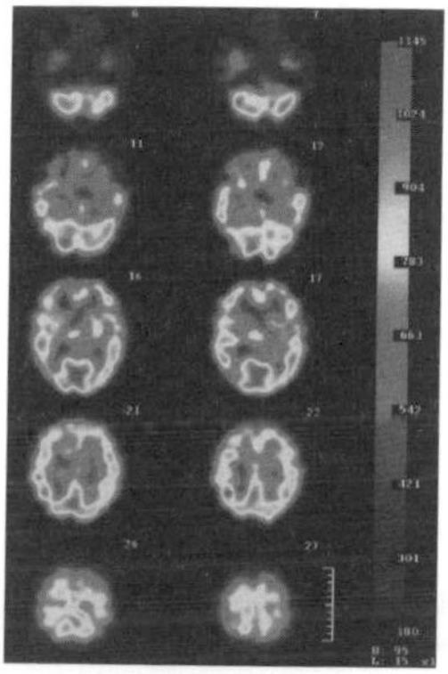

開始治療前

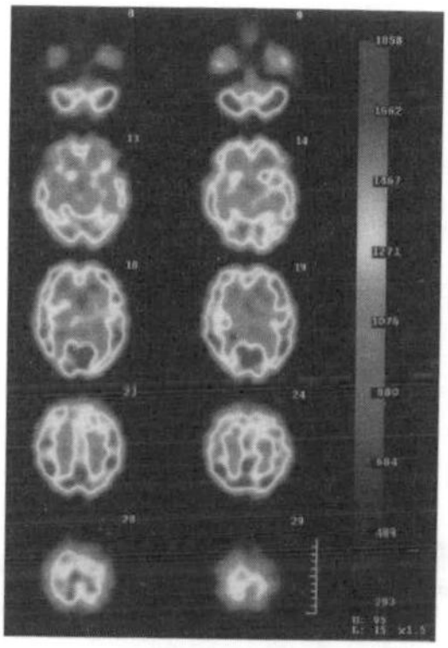

開始治療後

※白色較多的部分，表示血液循環較佳。

地遭到破解當中。

以認知行為療法改善腦部血液循環

就如同先前提到的，大多數有使用到影像的研究中，都指出慢性腰痛患者的大腦血液循環不佳。

請務必注意，腦部機能低落與血液循環不佳，並不完全相等，即便血液循環不良，不代表腦部會因此而萎縮。

不過，也有多篇研究論文提到，透過積極進行認知行為療法等治療，腦部血液循環狀況會恢復。

有關疼痛與腦部影像的關聯性，仍舊處於研究階段，還無法實際應用在診療上。

事實上，有些案例無論是大腦的體積還是血液循環都沒有問題，但卻患有慢性疾病，而有些

案例儘管慢性腰痛有所改善，大腦的狀態卻沒有恢復。

要是花了兩萬日幣（台幣自付約七千到一萬元不等）做了影像檢查，精準度卻不足，患者一定會很失望。

因此，我認為要藉由腦部影像進行疼痛的診斷、觀察疾病的進展，還有待時日。

以心理作用來治療疼痛

透過「正念療法」影響大腦

最後，想談論還沒介紹到，有關大腦與心理的各種疼痛治療。第二章提過的，可說是修正思考習慣的腦部復健應用篇，只要好好地實踐，就有可能克服慢性腰痛並且防止其再度復發。

其中一種是「正念認知治療法 Mindfulness-based Cognitive Therapy (MBCT)（又稱內觀認知治療法）」。

所謂的「Mind」包含，精神、心理、心情等意義，而「fulness」為 full 的名詞，有滿足、充分之意。

我們人類和其他生物的不同在於語言的使用。但是，語言有時候會造成為了逃避行為而衍生出的藉口。

譬如以疼痛為例，像是「這麼痛我受不了」、「這個疼痛一天不消失，我就一天動不了」等等，把疼痛當作不行動的理由。

然而事實上，就算嘴巴上說「這個疼痛一天不消失，我就一天動不了」，大多數患者就算再痛，還是會移動到醫院去看病。「這個疼痛一天不消失，我就一天動不了」這樣的想法，只不過是存在於大腦或言語的虛像罷了。

「正念認知治療法」，可以協助掌握、並自我客觀地妄下定論的思考方式。這並不是靈魂出竅，只是藉由跳脫言語產生的思考框架，從別的角度來檢視，這樣的概念。

正念認知治療法的做法有很多種，最簡單的方法就是把集中力聚焦在五感上。

以**葡萄乾練習**為例，把所有的精神集中在吃一粒葡萄乾上，是一種非常簡單的練習。用眼睛觀察、用手觸摸、細細地咀嚼、以舌頭品嚐它的味道、柔軟度、與舌頭接觸的感覺，然後吞下。

像這樣，透過把注意力集中在感覺上，就比較容易發覺由言語衍生的虛像。以後，就可以確認腦中浮現的思考，察覺到「啊，我剛剛是這麼想的」。

針對疼痛來說，就可以發現「啊，我剛剛想『這個疼痛一天不消失，我就一天動不了』」。如果能夠察覺來自言語的虛像，就不會想「這個疼痛一天不消失我就一天動不了」，而是「今天決定要做○○，開始吧」，變得比較積極來改變行為。

當然，沒有一定要用葡萄乾練習。想使用其他的食物也可以，或著選擇深呼吸也沒問題。

大口吸氣，感受空氣中的溫度與濕度、把意識集中在周圍的氣味與聲音。

深呼吸的時候，最重要的是要有意識地、慢慢地吸吐氣。如此一來，就會啟動副交感神經，舒緩緊張情緒，進入放鬆模式。

以自我意識主張減輕疼痛

另外一種方法是「自我肯定訓練（Assertion Training）」。Assertion是「主張」的意思。

當我們和他人溝通時，主要分為以下三種類型。

◆比起自己更重視周遭，會把自己的順位往後放。

◆比起周遭的事物，以自己為優先的類型。

◆無論是自己的事還是周圍的事，都會均衡思考的類型。

第一種屬於「non-assertion（非主張）型」，第二種為「aggressive（攻擊性）型」，第三種則是「Assertive（自我主張）型」。

譬如，在擁擠的電車中被人踩到腳時，「很痛但忍著什麼都不說」的是非主張型；「怒吼：搞什麼啊！」的是攻擊型；「溫柔地說：不好意思，您的鞋了……」的則是自我主張型。

想必各位一定了解，第三種類型是最佳的示範，所謂的自我肯定訓練就是以此為目標。

慢性疼痛與自我表現有很大的關係。在第二章介紹過的美加、賢治，他們倆的共通點為屬於非主張型，且不擅長自我表現。特別是有「自己可能是非主張型」自覺的人，要注意了。

有關疼痛是一種主觀感覺的這點，我已經反覆說明很多次了。要把疼痛傳達給旁人知道，必須藉助手段才行。可以用言語喊「好痛」，像是臉部揪在一起、或者手撐在疼痛的部位等表現，也可以傳達疼痛的感覺。

所謂非主張型，就是過度在意旁人，認為「要是說出來，讓對方擔心的話，會過意不去」，於是便壓抑自己的感覺。對於這樣的人來說，「疼痛」是一種絕佳的表現手段。例如「很痛所以無法工作」、「很痛所以出不了門」等等，可以間接地主張自我。

此外，攻擊型的人，則會在攻擊完對方後，因「說了很過分的話」而感到後悔，容易累積壓力。

因此，**非主張型的人要從疼痛中獲得解放，必須轉為自我主張型，也就是必須學著自己不擅長的自我主張。**

順帶一提，如果不知道自己屬於哪種類型的話，可以運用在第二章介紹過的壓力日記來檢視看看。確認自己寫下的平常行動，要是「想說卻說不出口」、「忍耐」等想法較多的話，就是屬於非主張型。

由無自我意識（他人本位）到有自我意識（自我本位）

容我介紹一個由非主張型，變成自我主張型，最後成功克服慢性腰痛的患者案例吧。

里美小姐過去無法向他人表示疼痛，只好一直忍耐。不僅僅是疼痛，更是在各方面都無法闡述自己意見，最後形成了一種壓力，引起了疼痛的惡性循環。當她來到本院就診，和醫生談話的過程中，她發覺自己屬於非主張型，並且開始想「我要試著改變」。

剛開始她先挑戰的是，把自己的疼痛告訴朋友。選擇的對象是從小玩在一起的A、工作夥伴B、異性朋友C。

首先，她請最好開口的A友人來到速食店，把自己的疼痛說了出來。於是，A就說「我不知道你的病原來這麼嚴重，一直沒有發現真是對不起。當我難過的時候，很感謝妳的體諒，這次換我來協助妳」。

接著，是和C見面。果然他的反應和A友人一樣，「在妳慢慢恢復以前我會支持妳的」。

無論是B友人、A友人，還是C友人，大家的反應都很類似。

這時候里美不僅感到安心，「鼓起勇氣說出來真是太好了」，還發現「原來讓大家稍微擔心一點也沒關係啊」，整個人都輕鬆起來了。

藉由這個機會，逐漸意識要用自己的意見來表達，該說不的時候就說不，也變得能夠拜託別人或求助了。

儘管疼痛仍然存在，不過已經恢復到不會對日常生活造成影響的程度了。

當然，一直以來都是非主張型的人，不可能馬上就變成自我主張型。

但是小小的改善，就可以減輕壓力，並且具有促進多巴胺、去甲基腎上腺素、血清素的可能性。

有關自我肯定訓練，坊間有出版不少相關的書籍，大家可以參考看看。

結語：腰痛癥結不在「腰」，更要貼近患者的內心壓力！

過去我們面對手術沒問題，很成功。可是患者的症狀卻沒有改善，並沒有緩解疼痛的狀況時，醫生都無法想到其他方法，實在非常苦惱。

然而，這樣的經驗，成了把認知行為療法導入到腰痛治療的契機。讓我發覺會不會是過度著重在「腰的疼痛」？「腰」會不會根本不是主要的原因呢？是不是有些腰痛光靠手術不能改善呢？

採取認知行為療法的腰痛治療，可說是一種劃時代的新作法，為以往認為治不好的慢性腰痛帶來不同的可能性。

要是因疼痛產生不安或恐懼，就會對腦部造成影響。就算腰部沒有異常，大腦擅自認為「痛」，就可能會讓腰痛好不了。認知行為療法在抑制、減輕這些腦的反應上，可以發揮相當的效果。

就算腰很痛，也不要認為原因出在腰，必須誠心地傾聽，隱藏在患者內心深處的想法與壓力。我認為不能只依賴機器的數據，對於往後的腰痛治療，貼近患者的診療更顯重要。若是能夠消解一點患者的壓力，就有機會改善腰痛並且成功克服。

個人可以實踐的是，在介紹日記療法時提過的「面對疼痛」，以及不要過度懼怕疼痛，「積極地採取行動」。就如同本書寫到的，不推薦選擇靜養來改善腰痛。實踐以上兩個要點，正是改善原因不明慢性腰痛的捷徑。誠如本書提到的，慢性腰痛絕對不是需要過度害怕的症狀。

對於長年深受腰痛所苦、感到煩惱的讀者，本書若能成為你改善、克服腰痛的提示，對身為醫師的我來說，沒有比這更值得開心的事了。

最後，藉此向協助出版本書的各界人士，僅此表達最深的謝意。

菊地臣一

壓力日記

	狀況	思考	行動
月 日			
月 日			
月 日			
月 日			

	月 日	月 日	月 日	月 日
狀況				
思考				
行動				

月 日	月 日	月 日	月 日	
				狀況
				思考
				行動

Orange Health 17

腰痛不單純！剖析痛因，重拾自在靈活

—日本名醫告訴你，90%腰痛不針不藥的治癒關鍵！

作者：丹羽真一、大谷晃司、笠原 諭
菊地臣一 監修

出版發行

橙實文化有限公司

作　　者	丹羽真一、大谷晃司、笠原 諭 / 菊地臣一 監修
譯　　者	趙誼
總 編 輯	于筱芬　CAROL YU, Editor-in-Chief
副總編輯	謝穎昇　EASON HSIEH, Deputy Editor-in-Chief
業務經理	陳順龍　SHUNLONG CHEN, Sales Manager
美術編輯	楊雅屏　YANG YAPING, Designer
製版／印刷／裝訂	皇甫彩藝印刷股份有限公司

NAGABIKU YOUTSUUWA NOUNO SAKKAKU DATTA

編輯中心

ADD / 桃園市大園區領航北路四段382-5號2樓
2F., No.382-5, Sec. 4, Linghang N. Rd., Dayuan Dist.,
Taoyuan City 337, Taiwan (R.O.C.)
TEL / （886）3-381-1618 FAX / （886）3-381-1620
粉絲團 https://www.facebook.com/OrangeStylish/
MAIL: orangestylish@gmail.com

總經銷

聯合發行股份有限公司
ADD ／新北市新店區寶橋路 235 巷弄 6 弄 6 號 2 樓
TEL ／（886）2-2917-8022　FAX ／（886）2-2915-8614

初版日期 2022 年 9 月